JN080342

治療効果を高めよう！

集中治療における 管理栄養士×薬剤師の

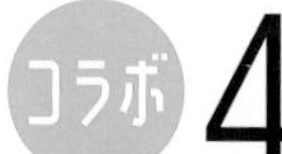

コラボ40症例

三好博実 監修
長尾晶子・吉川　博 編著

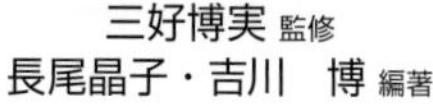

三輪書店

［執筆者一覧］

監　修	三好博実	（広島大学病院 救急集中治療科）
編　集	長尾晶子	（広島大学病院 栄養管理部）
	吉川　博	（広島大学病院 薬剤部）
執　筆	小澤智紀	（同上　薬剤部）
	小林遼平	（同上　薬剤部）
	滝沢大吾	（同上　薬剤部）
	長尾晶子	（同上　栄養管理部）
	八陣美佐子	（同上　栄養管理部）
	檜山洋子	（同上　薬剤部）
	吉川　博	（同上　薬剤部）

（アイウエオ順）

監修のことば

私が重症患者の栄養管理に興味を持ったのは、初期研修1年目に救急科をローテーションしたときでした。目まぐるしく病態が変化するICUの患者さんの呼吸・循環管理、感染症治療……など、いわゆるICU診療の"花形"みたいなところはどうしても上級医の「後追い」になってしまう中で、唯一上級医よりも先に取り組めそうだったのが、栄養管理だったのです（栄養管理が花形でないなどと言うと、エキスパートの皆さんには怒られてしまいますね）。

院内採用されている経腸栄養剤の一覧を眺め、管理栄養士さんと一緒にどうやったら下痢が改善するか考えたり、電卓を片手にTPNのカロリーを計算したり、そうこうしている間に経口摂取にチャレンジできそうになってきた患者さんの嚥下内視鏡検査を見に行ったり……、上級医の行っていたダイナミックな治療に比べると、自分が行っていた栄養管理はほんの小さなことであったろうと思いますが、元気になってご飯をもりもり食べている患者さんを見ると小さな達成感を覚えたものです。あれから十数年経ちましたが、特に急性期領域の栄養療法についてはまだまだcontroversialな部分も多く、1例1例手探りで、泥臭い治療を行っていることに変わりはありません。しかしながら、あの頃と違うのは一緒に"泥だらけ"になってくれる仲間がたくさんできたことです（きれいなことばで言うと、コラボレーション！ですね）。

2020年、早期栄養介入管理加算の算定開始をきっかけに当院集中治療病棟でも栄養に関する多職種回診を始めました。はじめのうちこそ医師ばかりが発言していましたが、いまではすっかり管理栄養士、薬剤師、看護師、リハビリスタッフによる発言・議論が中心となりました。一緒に回診をしていると、医師の自分が見えていない部分が多くあることに気づかされます（先生、ンな無茶な！と言われそうな指示を出してしまっていることも度々……）。患者さん自身も医師が1人で来るよりも多くのことを正直に話してくれます。良いことづくしです。本書には、そんな多職種でのコラボレーションの中で生まれた日々のちょっとした"工夫"や"発見"が詰まっています。

本書をきっかけに皆さまのご施設でもすばらしいコラボレーションと多くのアイデアが生まれることを願います。

2024年初夏

広島大学病院　救急集中治療科

三好 博実

まえがき

この度、出版社三輪書店さんよりお声がけいただき、これまでの栄養と薬剤のコラボ症例をまとめてみることになりました。
皆様もすでに臨床現場で、薬剤と栄養のコラボをされておられると思います。薬剤の中には、内服に関して制限すべき栄養素があったり、食事摂取内容や時間が薬剤の血中濃度に関連したりするものもあり、薬剤と栄養はとても連携が必要な分野です。

そして、薬剤師と管理栄養士は栄養サポートチーム（NST）において中心的役割を分担しており、すでに連携を経験してきました。2020年より早期栄養介入管理加算の算定が始まり、集中治療でも管理栄養士が専任で栄養管理を実施することとなり、より一層の薬剤師との連携が必要だと感じています。

集中治療ではとくに多くの薬剤が使用され、糖質、脂質、電解質などへの影響も日々モニタリングしているところですが、栄養の観点から管理栄養士もその影響を最小限に留める工夫が必要で、薬剤の影響を事前に予測するためには薬剤の情報が不可欠となります。管理栄養士は栄養の知識のみではより良い栄養管理が行えず、薬剤師さんからの薬剤の情報提供や、それぞれの視点で捉える患者さんの状態について、コメディカル同士でも情報交換が必要になっています。

集中治療においてはとくに薬剤師と管理栄養士のコラボは必須で、連携することで双方の知識も増え、より早く栄養関連の副作用を最小限に抑え、患者さんへ有益な薬剤・栄養管理ができると実感してきました。

本書発刊にあたりあらためてこれらの症例を振り返ると、薬剤師さんのおかげで管理栄養士はいままで以上に薬剤と栄養を関連づけて考えられるようになり、お互い頼り頼られる良い関係が築けているな、と感じています。これからもさまざまな疾患の栄養管理において、薬剤師さんから多くを学び、より的確な栄養管理につなげていきたいと思っています。

本書「治療効果を高めよう！ 集中治療における管理栄養士（栄養）×薬剤師（薬剤）のコラボ４０症例」をぜひ実臨床へお役立てください。

2023年初冬

広島大学病院 栄養管理部

長尾 晶子

目次

Coffee Break

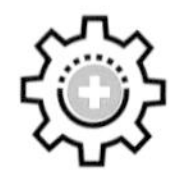

エキスパートコメディカル

チョイスplus

おさらいCHECK

1 低リン高ナトリウム血症 ～薬剤での対応が難しい！

本症例のキーワード 電解質異常・重症熱傷・経腸栄養

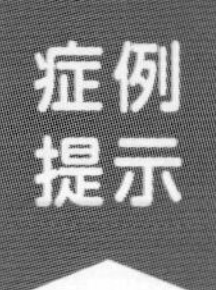

背景

事　例：60歳代、男性。
現　症：身長164 cm、体重64 kg、BMI 23.8。
診断名：全身重症熱傷＋化学熱傷（水酸化カルシウム）
DDB[1]：54.5 %、**BI**[2]：27.75、**PBI**[3]：91.25（化学熱傷が進行すればPBI：118.5 %）。
頸部1 %、胸部2.5 %、両上肢18 %、右下肢19.5 %、左下肢12.5 %。
現病歴：熱湯に転落し受傷した重症熱傷。
既往歴：高血圧、潰瘍性大腸炎。
栄養状態：BMI 23.8であり直前まで仕事もされ普通食を摂取。
治療方針：今後複数回の熱傷処置の手術が予定されている。

経過

〈受傷後〉

Day 1：ジェイス®植皮。
Day 2～19：デブリードマン＋植皮。
Day 38：ジェイス® 20枚＋自家のハイブリッド植皮。

用語Memo　①DDB：深達性Ⅱ度熱傷　②BI burn index：熱傷指数＝（Ⅱ度熱傷面積×1/2＋Ⅲ度熱傷面積）　③PBI prognostic burn index：熱傷予後指数＝（熱傷指数＋年齢）

栄養戦略

栄養投与量の決定は、とくに重症熱傷では間接熱量計で測定した安静時エネルギー消費量（REE）を参考にすることが推奨される。

目標タンパク質量はBW × 1.5～2 g

⇒（64 × 1.5～2 = 96～128 g）

↓

Day 1：経腸栄養（ペプタメン®AF 12 mL/時）開始。
450 kcal（7 kcal/kg）、タンパク質 28.5 g（0.45 g/kg）。
血清ナトリウム 135 mEq/L、カリウムmEq/L、リン 3.2 mg/dL。細胞外液 40 mL/日。

Day 3：ペプタメン®AF 25 mL/時 900 kcal（14 kcal/kg）、タンパク質 57 g（0.9 g/kg）。

チョイスplus　間接熱量計が推奨される理由

推算式のうち、古典的なCurreriの式や有名なHarris-benedict Hの式はいずれも過剰評価になりやすいです。急性期におけるエネルギー制限が重視されつつあります。

What's the problem!?

Day 2：血清リン低下（3.2 → **1.7** mg/dL）
血清ナトリウム上昇（135 → **150** mEq/L）

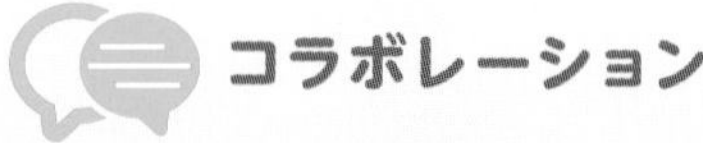

電解質異常にこう対応した！

リンが低下してきていますがナトリウムが上昇傾向です。薬剤ではリン酸ナトリウム補正液（20 mLあたりリン310 mg、ナトリウム 15 mEq含む）がありますが、血清ナトリウム値が高値で、リン酸ナトリウム補正液での補正はナトリウム値上昇のリスクがあります。栄養でリンが補

充でき、ナトリウムに影響を与えない方法はないですか？

それならナトリウムはほとんど含まれず、リンがリッチな栄養補助飲料がありますよ。

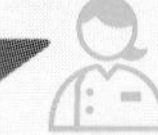

経腸栄養開始後、胃内残留量の増加などもなく、電解質補正を経腸で行うことは問題ないですね。それを加えましょう。

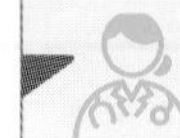

この栄養補助飲料はリンが 630 mg、ナトリウムが 55 mg (2.3 mEq) 含まれます。

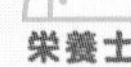

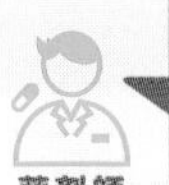

リン酸ナトリウム補正液 2 A (リン 620 mg、ナトリウム 30 mEq) と比べてリンは同程度で、ナトリウムは 1 / 10未満ですね！

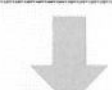

アルジネード®　125 mL/日追加

Day 4：ペプタメン®AF 38 mL/時、アルジネード® 125 mL；
1,468 kcal (23 kcal/kg)、タンパク質 92 g (1.43 g/kg)。
REE 2,076 kcalを目標にエネルギーアップを目指す。

Day 9：血清リン 1.7→ **3.3** mg/dL
血清ナトリウム 150→ **150** mEq/L

コラボ結果

低リン高ナトリウム血症に対して、リンのみ補充するため、リン酸ナトリウムではなくリンが高用量の栄養補助飲料（アルジネード®）を使用→ナトリウム上昇はなくリンも正常化。

〈介入結果〉

	Day1	Day2	Day9
ナトリウム（mEq/L）	135	150	150
リン（mg/dL）	3.2	1.7	3.3

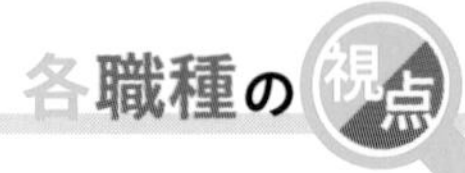

リンの補正に使用される薬剤リンはリン酸二水素ナトリウムなどのリン酸塩であり、ナトリウムやカリウムなども含んでいます。そのためリンの補正を薬剤で行う場合はナトリウム、カリウムの投与量にも注意が必要です。ほかにもナトリウムを多く含む薬剤はあり、知らず知らずのうちにナトリウム付加となっている場合があるため注意しましょう。

例）ホスリボン® 1包（ナトリウム：4.1 mEq）
　　ゾシン® 4.5 g（ナトリウム：9.4 mEq）
　　ケーキサレート® 1 g（ナトリウム：4.4 mEq）
　　メイロン® 20 mL（ナトリウム：16.66 mEq）　など

電解質の補正は、栄養から介入することで**副作用の出現が少ない**と考えます。栄養で補正すると同時にエネルギーやタンパク質も補えることもあり、必要栄養量の充足にもつながります。電解質補正は副作用出現を最小限に留めるためにも、薬剤だけでなく栄養面（経腸、経口）による補正も考慮していく必要もあります。

ほっとくとどうなる!?

①重度の熱傷で生じやすい急性低リン血症では、血液中のリン濃度が危険なレベルにまで急低下します。回復する際に体が大量のリンを消費するためです。そのままの状態が続けば不整脈が発生し死に至ることもあります。

②高ナトリウム血症では高度な脱水から腎前性急性腎不全を合併することもあります。

Coffee Break

ナトリウムが含まれる薬剤に食塩換算でどのくらい含まれているかを可視化する

ナトリウムが含まれる薬剤、1日内服量を食塩に換算すると……

- **ホスリボン® 6包＝ナトリウム 564 mg**
  ⇨食塩 1.4 gと同等（塩小さじ 1 / 3 程度）
- **ゾシン®4.5 g× 3回＝ナトリウム 648 mg**
  ⇨食塩 1.6 gと同等（塩小さじ 1 / 3 程度）
- **ケーキサレート®ドライシロップ 76 % 12包（39.24 g）＝ポリスチレンスルホン酸ナトリウムとして 30 g**
  ⇨食塩 7.5 gと同等（塩小さじ 1.5 程度）
- **メイロン® 250 mL＝ナトリウム 4.8 g**
  ⇨食塩 12 gと同等

〈参考文献〉

1） Biolo G : Position paper of the ESICM Working Group on Nutrition and Metabolism ; metabolic basis of nutrition in intensive care unit patients ; ten critical questions. *Intensive Care Med* 2002 ; **28** : 1512-1520.
2） 日本集中治療医学会重症患者の栄養管理ガイドライン作成委員会：日本版重症患者の栄養療法ガイドライン．日集中医誌 2016；**23**：185-281.
3） 一般社団法人日本臨床栄養代謝学会（編）：日本臨床栄養代謝学会 JSPEN テキストブック．南江堂，pp.123-145、2021.

2 ワルファリンと飲食物の相互作用 ～グリーンスムージーにアルコールを添えて

本症例のキーワード ビタミンK・アルコール・緑黄色野菜

症例提示

背景

事　例：70歳代、男性。
現　症：身長159 cm、体重62 kg、BMI 24.5。
診断名：ST上昇型急性下壁心筋梗塞（STEMI）。
現病歴：ゴルフをしている最中に呼吸困難を自覚し搬送された。
既往歴：心房細動（カテーテルアブレーション治療後）、高血圧症、内腸骨動脈瘤（EVER[1]後）
栄養状態：アルコールは多飲傾向（缶ビール1缶+焼酎水割り2杯を毎日摂取）。毎朝手作りスムージーを摂取。
治療方針：STEMI・心不全の経過が良好となればかかりつけ先での外来フォローを予定。

経過

〈搬送後〉

Day 1：経皮的冠動脈インターベンション（PCI）を施行。術中に心室細動となった際に血管内に血栓を多量に認め、血栓吸引・バルーン拡張を施行。
Day 1～2：抗血小板薬2剤＋抗凝固薬（ヘパリンナトリウム）を導入。
Day 4：ヘパリンナトリウム→ワルファリンに変更。心拡大・肺うっ血もあるため心不全も加療中。

用語Memo　[1] EVER：endovascular aortic repair。腹部大動脈瘤に対する血管内治療にあたるステントグラフト内挿術のことで、動脈瘤が破れないようにする治療法のひとつ。

栄養戦略

転棟当日：病床訪問を行い、妻と本人から入院前の食事摂取状況を確認。

2日目：手作りスムージーの作り手である妻から食材料(量)を詳しく聞き取り調査。

3日目：薬剤師同席のもと栄養指導を実施。

What's the problem!?

薬剤師

ワルファリンという薬が始まります。

患者

妻が毎朝グリーンスムージーを作ってくれるので飲んでいます。あとアルコールは止めろとか言わないでください。自分の生きがいです。

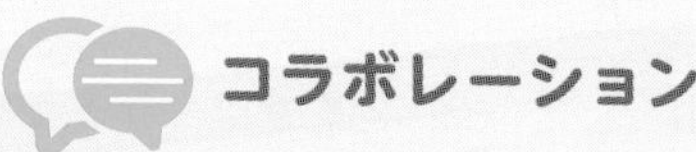

愛妻グリーンスムージーは飲める!?

薬剤師

ワルファリンを服用中の患者さんが、奥様が作っているグリーンスムージーを飲んでいるとのことなのですが。

栄養士

納豆やクロレラが入っているわけではないですよね？コップ一杯程度であればと思って気にしていませんでしたが。

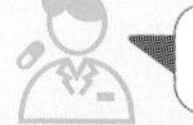

薬剤師

そうなのですが、手作りという点が気になって…。

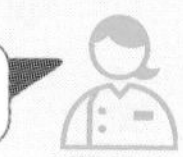

栄養士

なるほど、奥様に詳細を聞いてみますね。

手作りスムージーに含まれる食品をピックアップし栄養価を計算し、ビタミンKの含有量を確認したところ75μgという結果になりました(おおよその量だが問題ないことを確認)。

聞き取った食材

食材	量	食材	量
バナナ	10g	イチゴ	5g
リンゴ	10g	パイン	5g
アボカド	10g	ヨーグルト	15g
桑の実	3粒5g	トマトジュース	15g
小松菜	10g	はちみつ	5g
生パセリ	5g	オリゴ糖	5g
パプリカ	10g	亜麻仁油または荏胡麻油	数滴

でき上がり量 約150g(追加の水や氷はなし)

ビタミンKは75μgくらいでした。大丈夫だと思いますが、**加える食材によっては許容範囲を超えてしまう可能性**もあるかもしれませんね。

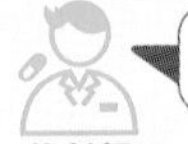

その程度でしたら薬への影響は少なそうですね。

わかりました。あと、お酒をたくさん飲むことが、気になっています。控えるように私が言ってもあまり言うことをきいてくれません。

医師や看護師にも協力を依頼して一緒に指導していきますね。

……退院直前……

晩酌をすることは生きがいです。やめろと言わないでください。

少しずつでいいので量を減らしてみることから始めてはどうでしょう？

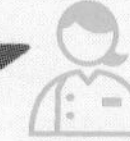
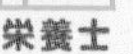

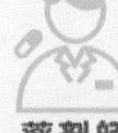

ワルファリンとの飲み合わせが悪いですが、間をあけることで相互作用を減弱できる可能性はあります。

では退院後からは、ワルファリンの服用時間は夕食後から朝食後に変更しましょう。

それならできる気がします。

出血など普段と異なることがありましたらすぐ相談してください。かかりつけ薬局にもお伝えしておきます。

かかりつけ医にも伝えておきますね。

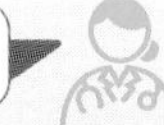

奥様にも栄養について気をつけてほしいことをお話させていただきました。

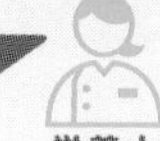

コラボ結果

・ワルファリン1 mg 2錠 1日1回夕食後→朝食後に変更
・グリーンスムージーは継続。
・アルコールは少しずつ量を減らすことを提案し理解は良好。PT-INRの過延長・短縮や出血などの副作用もなく経過しました。アドヒアランスも良好で定期的な外来受診もできています。

〈PT-INR 検査〉

入院時	1.24
退院前	1.76
退院後	2.09 （術後 2 カ月）

ビタミンK含有製剤の効果減弱について

・ワルファリンは、凝固作用に関連するビタミンKを必要としますがそのビタミンKの拮抗作用により抗凝固作用を示します。1日250μg以上のビタミンKを毎日摂取で効果が減弱するといわれています[1) 2)]。

・納豆にはビタミンKや、大腸でビタミンKを産生する納豆菌が多く含まれているため、ワルファリンの抗凝固作用を減弱します。また、クロレラ・緑黄色野菜を多く含む青汁などもビタミンKを多く含むため、摂取を控えるのが望ましいです。

・緑茶に関しては浸出液では微量といわれており、急須で煎じた緑茶は大量でなければ飲んでいても影響は少ないと考えられています[3)]。
一方、抹茶や粉茶など茶葉そのものを摂取することは、大量のビタミンKを摂取する可能性があるため注意が必要です。

〈参考文献〉

1) Vitamin K intake and sensitivity to warfarin in patients consuming regular diets. *Thromb Haemost* 1999；**81**：396－399.
2) On the influence of vitamin K-rich vegetables and wine on the effectiveness of warfarin treatment. *Acta Med Scand* 1986；**220**：347－350.
3) Probable antagonism of warfarin by green tea. *Ann Pharmacother* 1999；**33**：426－428.

緑黄色野菜や海藻類、抹茶にもビタミンKは多く含まれるといわれていますが、それらを完全に除去してしまうことは難しく、また栄養バランスの観点からも疑問が残ります。日常摂取する量であれば問題ないでしょう。
今回の場合は「**手作り**」ということで、使用している食材や量を確認することが必要であった例といえます。

ほっとくとどうなる!?

スムージーに納豆や青汁、クロレラ、抹茶が含まれていたとすれば、ビタミンKがワルファリンのビタミンK依存性凝固因子生合成阻害作用と拮抗するため、ワルファリンの作用が減弱してしまいます。

チョイスplus 心不全治療と緑黄色野菜

心不全の治療にはバランスのよい食事が望まれます。緑黄色野菜の摂取については禁止するのは栄養学的知見から望ましくありません。大量に摂取している飲食品があれば、栄養士らと相談しながら検討するのが望ましいでしょう。

〈参考文献〉
https://medical 2 .eisai.jp/fileviewer/63f6ae6350272/

チョイスplus ワルファリンの作用に影響する飲食品

血中にアルコールが存在する場合、代謝酵素抑制が起こり、ワルファリンの作用が増強されるといわれています。企業からの推奨は6〜8時間あけることとされていますが個人差もあるため注意が必要です。

〈参考文献〉
Alcohol and medication interactions. *Alcohol Res Health* 1999 ; **23** : 40 - 54 .

チョイスplus ビタミンK適正摂取量

ワルファリン服用患者にビタミンK摂取量は250 μg／日を超えないようにし、日ごとの一時的な変動幅もできるだけ大きくならないようにします。日常的にビタミンKの摂取を制限するだけでなく、一定にすることが重要となります。

〈参考文献〉
ワルファリン服用者におけるビタミンK摂取量の許容範囲に関する系統的レビュー. 食衛誌 2015 ; **56** : 157 - 165 .

Coffee Break

忘れがちな市販の野菜ジュースのビタミンK

市販の野菜ジュース（200 mL）に含まれるビタミンK量は0～143 μgと幅があります。ワルファリン服用患者さんでは、野菜ジュースの頻度と量を確認しましょう。

納豆は控えていても通販で野菜ジュースを取り寄せ、1日2本を飲まれている患者さんもいます。

食品成分表では多くみえる食品と実際の量

茶 抹茶1杯｛湯70～80ccに茶杓2杯（2 g）｝に含まれるビタミンK量は58 μgです。成分表では100 gあたりの量になるので多く感じますが、工夫をすれば、抹茶もまったく摂取できないわけではありません。

＜浸出液中の栄養成分＞

表には乾燥品の茶の栄養成分を示してありますが、「日本食品標準成分表（七訂）」には玉露、煎茶、かまいり茶、番茶、ほうじ茶、玄米茶、ウーロン茶、紅茶などの浸出液についても成分値が掲載されています。玉露の浸出液の成分値は、10 gの茶を60℃の湯60 mLで2.5分間浸出させたものの分析値に基づき決定されています。また煎茶の浸出液の成分値は、10 gの茶を90℃の湯430 mLで1分間浸出させたものの分析値などに基づき決定されています。

表　**茶1gあたりのビタミン類の含量**（文献1より改変のうえ引用）

	抹茶	玉露	煎茶	紅茶
β-カロテン当量（μg）	290	210	130	9.0
レチノール活性当量（μgRAE）	24	18	11	0.75
α-トコフェロール（μg）	281	164	649	98
ビタミンK（μg）	29	40	14	15
ビタミンB_1（μg）	6.0	3.0	3.6	1.0
ビタミンB_2（μg）	13.5	11.6	14.3	8.0
ナイアシン（μg）	40	60	41	100
ビタミンB_6（μg）	9.6	6.9	4.6	2.8
葉酸（μg）	12	10	13	2.1
パントテン酸（μg）	37	41	31	20
ビタミンC(mg)	0.6	1.1	2.6	0

図にビタミン類値が示してあります。また、浸出液はいずれも水分が大部分を占めているため（玉露：97.8 %、煎茶：99.4 %）、比重を１とみなして計算されています。玉露、煎茶とも浸出液で検出されたのは水溶性ビタミンで、脂溶性ビタミンであるビタミンA（β-カロテン当量）およびビタミンKは検出されませんでした。

図　玉露と煎茶およびそれらの浸出液の成分含量から算出した各成分の浸出率（%）（文献１より改変のうえ引用）

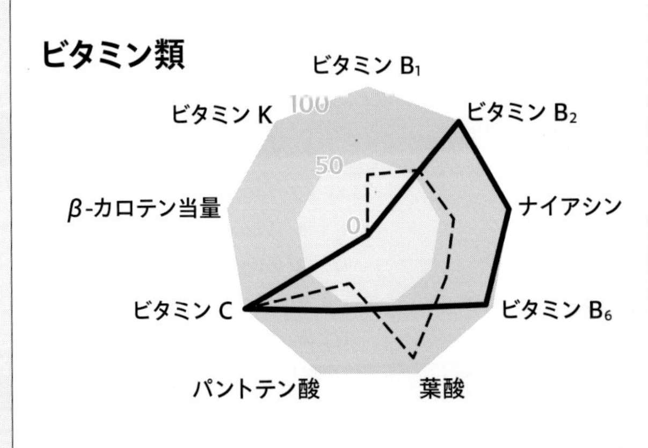

＜参考文献＞
1）茶と野菜の成分の比較．茶業研究報告　2016；**121**：pp.23-pp.35.

ブロッコリー

日本食品標準成分表(八訂)増補 2023年では、ゆでたブロッコリー100 gあたりのビタミンKは 190 μgですが、実際に口から摂るブロッコリー50 g（小鉢程度）だと 95 μgです。患者さんには、1日１回小皿くらいなら食べてもいいですよと伝えられるのではないでしょうか。もちろん、ほかの緑黄色野菜の料理があるかないかにもよりますので、患者さんに伝え、理解していただくことが必要です。

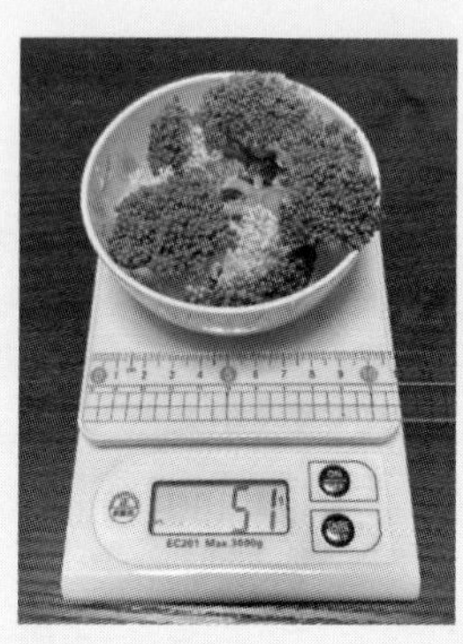

ビタミンKの含有量（日本食品標準成分表 2020 年度版より長尾作成）

ビタミンK < 150μg/ 日

食品名	1回摂取量	ビタミンK（μg）
納豆	1パック（40g）	240
アシタバ	1/4 束（50g）	250
オカヒジキ	1/2 袋（50g）	155
ほうれん草	1/4 束（50g）	135
春菊	1/2 袋（50g）	125
抹茶	小さじ 2 杯	116
ニラ	1/2 袋（50g）	90
芽キャベツ	3 個（30g）	45
大麦若葉入り青汁	1パック	40
クロレラ	1粒（200mg）	1 ～ 7
	15 ～ 45 粒（1日量）	45 ～ 315

・納豆は1日1パックは過剰 → ワルファリン内服中は納豆禁止。
・クロレラは内服量によっては過剰。
・青菜は摂取量注意、青汁は許容範囲のものもある。

エキスパートコメディカル

ビタミンK依存性凝固因子の生合成におけるビタミンKサイクルに対するワルファリンの作用部位（文献より改変のうえ引用）（関連：項目18）

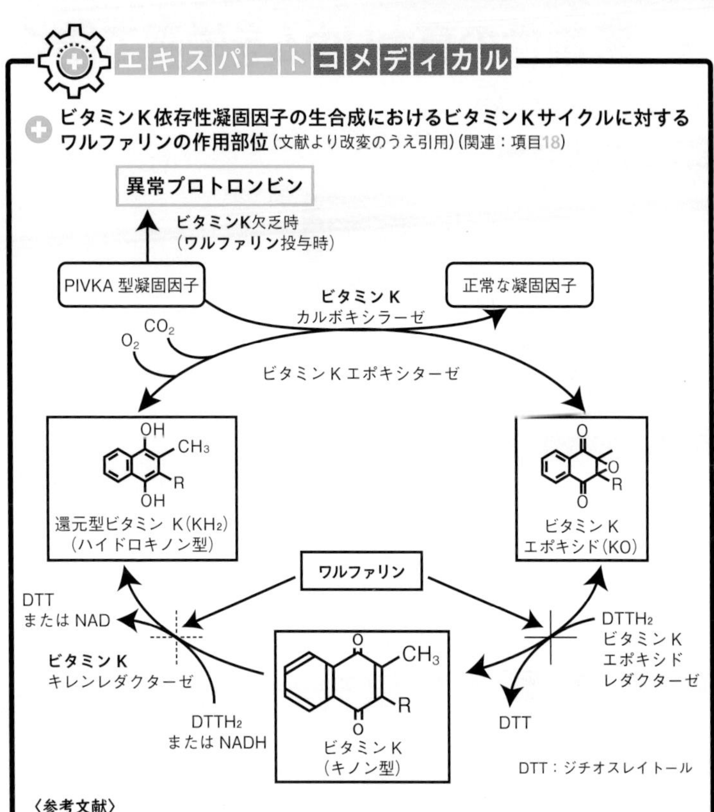

〈参考文献〉
Warfarin 適正使用情報改訂版<本編>. Web 更新第 1 版（2023 年 12 月）.

3 薬剤性の高カリウムを栄養で防ぐ ～食事編

本症例のキーワード 高カリウム・食事・ペニシリン G カリウム

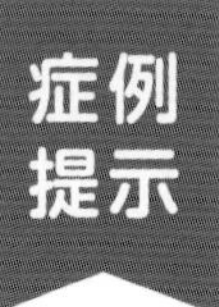

背景

事　例：60歳代、女性。
現　症：身長 144 cm、体重 42 kg、BMI 20.2。
診断名：左化膿性肩関節炎、腸腰筋膿瘍、感染性動脈瘤。
現病歴：左肩の痛み、腰痛、右下肢の脱力を主訴に受診。肺炎球菌による多発性膿瘍と診断された。
既往歴：糖尿病、高血圧、脂質異常症。
栄養状態：炎症により食事摂取は不良であったとみられる。
治療方針：鏡視下デブリードマンを施行後、抗菌薬治療を継続。

経過

Day 1：スルバクタム/アンピシリン＋テイコプラニン投与。
CTガイド下でのドレナージ施行→培養陰性。
Day 2：スルバクタム/アンピシリン単剤投与。
Day 6：鏡視下ドレナージ検体。
Day 8：ドレナージされた腸腰筋膿瘍･滑膜組織より肺炎球菌を検出。標的治療として抗菌薬をペニシリンGカリウム 2,400万単位/日に変更。
開始時点での血清カリウム値 3.7 mEq/L。

What's the problem!?

ペニシリンGカリウム投与後、
Day 9：**カリウム 5.2 mEq/Lまで上昇**。

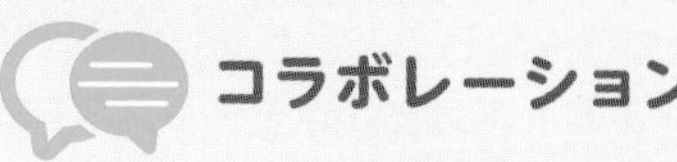

コラボレーション

薬に含まれる電解質に注意

薬剤師：肺炎球菌に対してはペニシリンGを使用していますが、**カリウムを多く含んでいる**ので高カリウム血症になりやすいです。

栄養士：薬剤の変更はできますか？

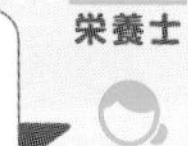

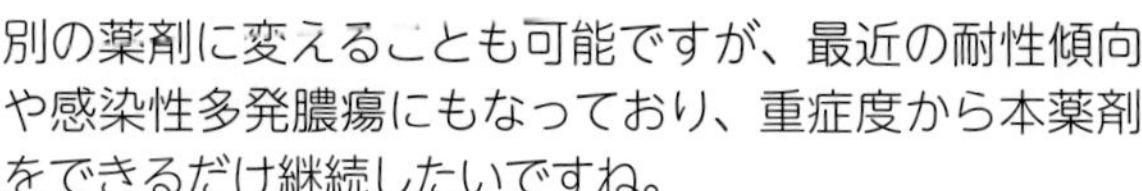

医師：別の薬剤に変えることも可能ですが、最近の耐性傾向や感染性多発膿瘍にもなっており、重症度から本薬剤をできるだけ継続したいですね。

栄養士：では食事中のカリウムを減らしてみましょう。

コラボ結果

Day 8：常食を開始。
Day 9：なま果物・なま野菜、いも類の禁止。牛乳の代わりにレナウェル®へ変更。 カリウム 5.2 mEq/L。
Day 11：カリウム 4.8 mEq/Lに低下。

その後もカリウム値高めながら（5.0 mEq/L前後）、顕著な上昇はなく推移。

各職種の視点

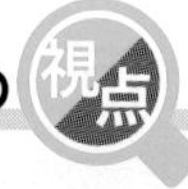

薬剤師：ペニシリンGカリウムは100万単位中に59.8 mg（1.53 mEq）のカリウムを含有しています。投与された2,400万単位だと1435.2 mg（36.72 mEq）のカリウ

ムを含有しているため、腎機能が問題ない場合でも高カリウム血症を生じることがあります。検査値の変動および投与速度・水分量（静脈炎リスク）にも注意する必要があります。
薬剤での対応としてカリウム吸着剤の使用も検討されます。その際は消化器症状（便秘）などに留意しましょう。また便秘も、高カリウム血症のリスクとなる可能性があるため排便管理も重要となります。

食事によるカリウム制限は可能で、なまの果物や野菜を制限し、野菜はゆでこぼすことでカリウムは減少します。食事オーダーで「なま野菜・なま果物禁止」を追加できるようなら、これでカリウムは減らせます。

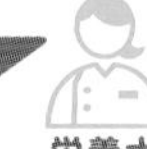

Coffee Break

カリウムはゆでる・水にさらすと減少する！ 食事オーダーを「なま野菜・なま果物禁止」にするだけでカリウムは3割程度減少！

よく出会う疾患のひとつ敗血症では、電解質のひとつである亜鉛が低下することが知られています。敗血症で血清亜鉛値 25μg/dLを下回るとDIC(播種性血管内凝固症候群)に至るとの報告もあります。

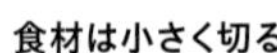

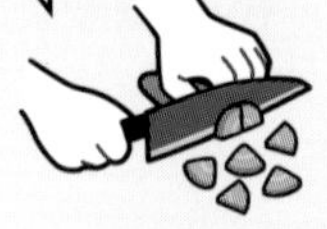

葉菜類：約5分
根菜類：10～15分
ゆで汁は捨てる

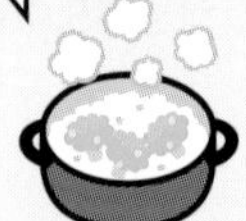

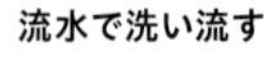

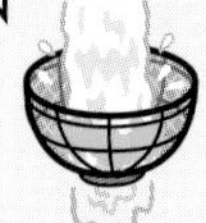

ゆでこぼしでカリウムが約30%減

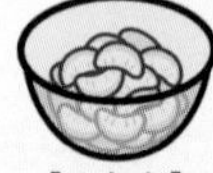

カリウム	
なま	75mg
缶詰	38mg

【みかん】
10房(50g)

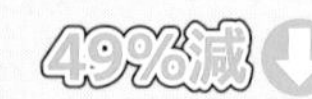

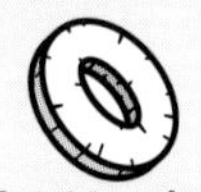

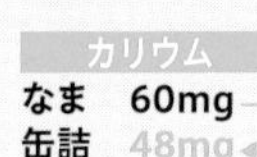

【パイナップル】
1切れ(40g)

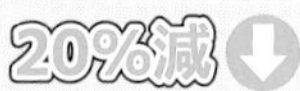

ほっとくとどうなる!?

高カリウム血症が悪化します。血清カリウム＞5.5mEq/Lとなると、致死性不整脈が発生する危険があります。

チョイスplus カリウムが多い食品

いも類	
里いも	640mg
やまといも	590mg
さつまいも	470mg
長いも	430mg
じゃがいも	410mg

果実類	
アボガド	720mg
バナナ	360mg
メロン	350mg
キウイフルーツ	290mg

豆類・種実類	
アーモンド	770mg
落花生（いり）	770mg
納豆	660mg
ゆで大豆	570mg
ゆであずき	460mg
ゆで栗	460mg

野菜類	
ほうれん草	690mg
小松菜	500mg
ゆでたけのこ	470mg
かぼちゃ	450mg
カリフラワー	410mg
ブロッコリー	360mg

魚・肉類	
まだい	440mg
かつお	430mg
鮭	380mg
ぶり	380mg
あじ	370mg
豚ひれ肉	410mg
輸入牛もも肉（皮下脂肪なし）	350mg
鶏むね肉（皮なし）	350mg
鶏もも肉（皮なし）	340mg
豚ロース肉（皮下脂肪なし）	340mg
牛肩肉（皮下脂肪なし）	330mg

チョイスplus 食品100 gあたりに含まれるカリウムの量

いも類や果物類（特にバナナは1本が100 g程度）、野菜類、魚肉類は1回に100 gを摂ることが多く、一覧表（上記「カリウムが多い食品」参照）に示すカリウム摂取量となります。豆類・種実類は1回の摂取量が20～50 gとなり、表に示す量の半分のカリウム摂取になるため、頻回に摂取するとカリウム過剰になりやすい食品です。カリウムの推奨摂取量は、日本人の食事摂取基準2020では下記の通りです。しかし、カリウム値が上昇している場合はこの基準値ではなく実臨床の数値の変化を見て投与量を考慮する必要があります。

カリウムの食事摂取基準（mg/日）

性別	男性		女性	
年齢など	目安量	目標量	目安量	目標量
0 ～ 5（月）	400	—	400	—
6 ～ 11（月）	700	—	700	—
1 ～ 2（歳）	900	—	900	—
3 ～ 5（歳）	1,000	1,400 以上	1,000	1,400 以上
6 ～ 7（歳）	1,300	1,800 以上	1,200	1,800 以上
8 ～ 9（歳）	1,500	2,000 以上	1,500	2,000 以上
10 ～ 11（歳）	1,800	2,200 以上	1,800	2,000 以上
12 ～ 14（歳）	2,300	2,400 以上	1,900	2,400 以上
15 ～ 17（歳）	2,700	3,000 以上	2,000	2,600 以上
18 ～ 29（歳）	2,500	3,000 以上	2,000	2,600 以上
30 ～ 49（歳）	2,500	3,000 以上	2,000	2,600 以上
50 ～ 64（歳）	2,500	3,000 以上	2,000	2,600 以上
65 ～ 74（歳）	2,500	3,000 以上	2,000	2,600 以上
75 以上（歳）	2,500	3,000 以上	2,000	2,600 以上
妊婦			2,000	2,600 以上
授乳婦			2,200	2,600 以上

チョイス plus カリウムを上昇させる薬剤

カリウム分泌抑制

・アンギオテンシン変換酵素（ACE）阻害剤：エナラプリル、カプトプリルなど
・アンギオテンシン受容体阻害剤（ARB）：アジルサルタン、バルサルタンなど
・ミネラルコルチコイド受容体拮抗薬：スピロノラクトン、エプレレノンなど
・非ステロイド性抗炎症薬（NSAIDs）：ロキソプロフェン、ジクロフェナクなど
・ナファモスタット、ST 合剤、シクロスポリン、ヘパリンなど

細胞内からのカリウム移行

・β受容体阻害薬：プロプラノロール、アテノロールなど
・ジギタリス：ジゴキシン、メチルジゴキシンなど

薬剤自体にカリウムを含む

・ペニシリン G カリウム

4 薬剤性の高カリウムを栄養で防ぐ ～経腸栄養編

本症例のキーワード 高カリウム血症・経腸栄養・ST合剤

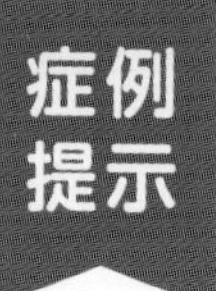

背景

事　例：70歳代、男性。
現　症：身長162 cm、体重47.3 kg、BMI 18.0。
診断名：ニューモシスチス肺炎（PCP）、間質性肺炎、食道癌、心不全。
現病歴：食道バイパス術後のPCPによる急性呼吸不全。
既往歴：急性虫垂炎。
栄養状態：低栄養リスクになる疾患（肺炎・食道癌）を抱えておりBMIも18.5未満。
治療方針：PCPに対し、スルファメトキサゾール・トリメトプリム配合剤（ST合剤）で治療を開始した。

経過

Day 1：食道バイパス術を施行。
Day 2：発熱。
Day 3：PCP肺炎に対して治療を開始。
Day 14：肺炎症状が増悪傾向となる。カリウム 3.9 mEq/L。

肺炎・心不全があり肺炎に対しては抗菌薬にて治療継続。腎機能の低下はなく12 g/日にST合剤を増量。
Day 16：カリウムが 3.9 → 5.5 mEq/Lまで上昇。

What's the problem!?

腎機能の低下はない中、カリウム値が上昇しました。

Day 14：K 3.9 mEq/L
Day 16：K 5.5 mEq/L
Day 19：K 5.9 mEq/L

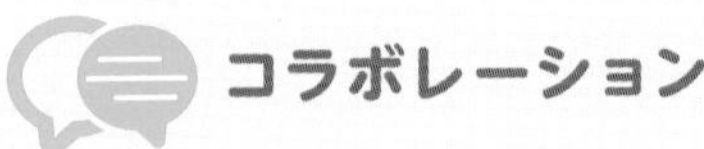

カリウム含有薬剤にはカリウムが少ない栄養を

PCPとしてST合剤の治療を始めましたがカリウム値が上昇傾向です。

ほかの薬剤には替えられないのですか？

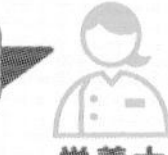

治療薬はほかにもありますが，PCPで一番エビデンスがあるのはST合剤なので，症状が改善していない現状では変更したくないですね。

それでは経腸栄養を調節してみましょう。

コラボ結果

Day 20：栄養剤の変更（ペプタメン®スタンダード 600 mL→リーナレン®MP 600 mL）。
Day 21：カリウム 4.6 mEq/L。
Day 32：ST合剤を治療量から予防量（1錠/日）に減量。

ST合剤を治療量で投与時もカリウム4.0～4.5 mEq/Lを推移し、最終的にST合剤を予防量に減量することができました。

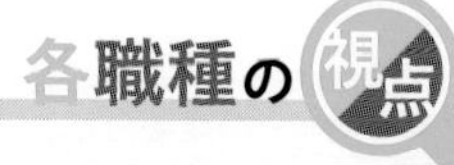

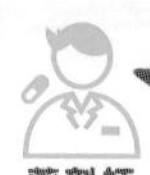

PCP治療の第一選択はST合剤ですが副作用も数多くあり、継続できなくなる患者さんは少なくありません。ST合剤の副作用のひとつとして、尿細管上皮細胞のトランスポーターを阻害し、クレアチニンおよび血清カリウム値を上昇させることが知られています[1)]。血清カリウム値の変化量は腎機能に影響を受けないとされています。
また、今回の症例は内服でのST合剤治療でしたが、静注製剤であれば結晶化リスクがあるため、水分量も多く入ります。そのため、心不全や腎不全患者さんに対するST合剤治療中は水分量・電解質に注意する必要があります。

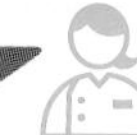

ST合剤での血清カリウム上昇はよく経験するところです。食事内容や経腸栄養にも留意しましょう。
(「カリウムを上昇させる薬剤」20頁も参照)

ほっとくとどうなる!?

ST合剤により高カリウム血症をもたらします。ST合剤の変更を余儀なくされ、最適な治療が実施できない可能性があります。

〈文献〉

1) Roy MT, First MR, et al : Effect of co-trimoxazole and sulfamethoxazole on serum creatinine in normal subjects. *Ther Drug Monit* 1982 ; **4** : 77-79.

エキスパートコメディカル

処方カスケード

処方カスケードとは薬剤の有害事象に対して、別の薬剤が処方されることが繰り返されるといった処方連鎖です。処方カスケードはポリファーマシーの原因のひとつとされています[1)]。

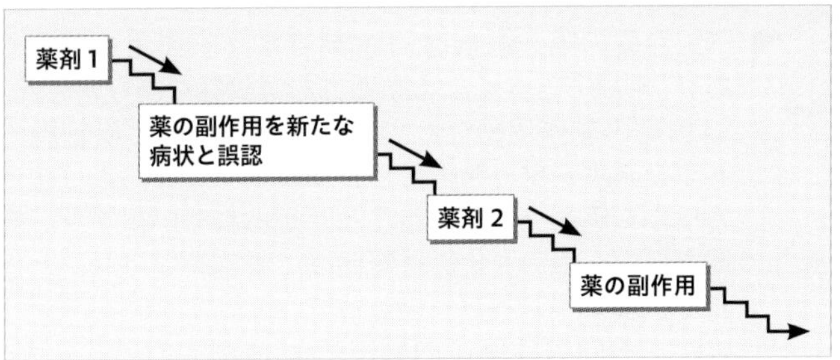

処方カスケードを防ぐためには[2)]

・新しい兆候や症状を薬剤性のものである可能性を考えましょう。
・新たな薬物治療を考える前にその薬物治療の必要性を再評価し、薬物治療以外の治療を考慮しましょう。
・治療が必要な場合は可能な限り低用量を使用し、副作用の少ない代替薬を使用しましょう。
　例えば薬剤による高カリウムでは、
　➡薬剤による高カリウム血症→ポリスチレンCaを使用→便秘→便秘薬を使用→腹痛→鎮痛薬→腎障害・肝障害
　などが起こる可能性があり、症状を安易に薬物療法で解決しようとすべきではありません。
　ここで日々の食事・栄養を工夫することで、
　➡薬剤による高カリウム血症→食事によるカリウムの調節→カリウム値の正常化
　のように処方カスケードを防ぐことが可能です。

薬剤師と栄養士が協同することで、不必要な薬を使わない、より安全な治療の実践ができると思われます。

〈参考文献〉
1) 高齢者の医薬品適正使用の指針．2018年5月．
2) Optimising drug treatment for elderly people ; the prescribing cascade. Review. *BMJ* 1997 ; **315** : 1096.

5 食事中の電解質含量を考えて薬の調整を！

本症例のキーワード 食種変更・カリウム

症例提示

背景

事　例：50歳代、男性。
現　症：身長 166 cm、体重 58.7 kg、BMI 21.3。
診断名：陰部・下肢の第Ⅲ度熱傷。
現病歴：浴槽内で動けなくなっているところを家族が発見。熱傷にて搬送。
既往歴：特記事項なし。
栄養状態：熱傷受傷直前まで通常の生活・食事を摂取しており栄養状態は良好。
治療方針：両下肢切断術と膀胱瘻造設。

経過

受傷後、急性腎機能障害があり血液浄化療法を開始。
低カリウム血症のため、アスパラギン酸カリウム 300 mgを 6錠/日投与中。

栄養戦略

手術が頻回に行われ、経腸栄養がコンスタントに行えない状況が続いたため、電解質異常を常に確認しながら経腸栄養も可能な限り増量する。抜管できれば経口摂取ができる可能性があり、経口移行を早期に行っていく。重症の熱傷であり、経腸でも経口でもタンパク質投与を積極的に行っていく必要がある。

What's the problem!?

嚥下調整食[1]から常食への変更を模索しました。
常食へ変更後、血清カリウム値が5.5 mEq/Lと高値を示しました。

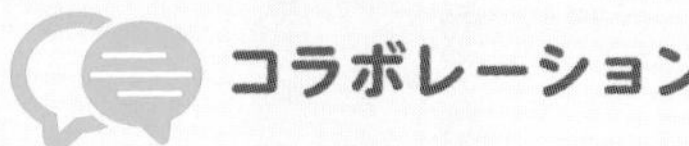

電解質の変動では食種変更も原因になる

アスパラギン酸カリウムの投与量は変わっていません。透析の頻度やほかの薬剤の変更もないのですが、カリウム値が上がりました。
変わったとすれば食事ですが、食事のカリウムの量は**食事形態**によって異なりますか？

常食に変更になっていますね。嚥下調整食3では野菜はすべてゆでて提供しますので、献立上はカリウムは1,500 mg程度（通常約20,000 mg）と思われますが、常食ハーフ食では毎食なま果物がつく献立であり、なま野菜の提供もあるのでカリウム2,200～2,600 mgとなり、カリウムの摂取が多くなっています。

それであれば、薬剤のカリウムを減らすことが可能ですね。

用語Memo ①嚥下調整食：飲み込みや咀嚼など嚥下機能の低下がみられる場合の嚥下機能レベルに合わせた食事のことで日本摂食嚥下リハビリテーション学会嚥下調整食分類2021（学会分類2021）には段階に応じた食形態が示されている。

コラボ結果

栄養士と薬剤師が情報共有を行うことで、常食のほうがカリウムを多く含むため（約700～1,000 mg/回）、現在のカリウム値の上昇の原因として食事形態の変更が可能性のひとつであると判断しました。透析症例でありカリウムも透析で低下する可能性はありますが、透析の頻度は少なくアスパラギン酸カリウムを中止してもカリウム値は維持できると予想され、アスパラギン酸カリウムの中止を依頼しました。アスパラギン酸カリウム中止後も低カリウム血症は起こらず経過しました。

Day 1：K 5.5 mEq

↓

Day 5：K 4.6 mEq

↓

Day 7：K 5.1 mEq

Day 9：K 3.6 mEq

各職種の視点

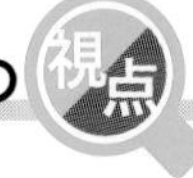

電解質の変動では電解質の摂取（IN）、または排泄（OUT）のどちらに原因があるかを考えます。そのうえで、INでは薬剤の投与、栄養からの投与、OUTでは薬剤の作用によるカリウムの排泄変化、病態による排泄変化が考えられます。
INを考えるうえで、経腸栄養などはカリウムの投与量などが気づきやすいですが食事に含まれるカリウムは見逃されやすく、薬剤師としてはピットフォールと思われます。

カリウムは食種により含有量が違うことを念頭に入れ、カリウムに変化があれば、食事に含まれるカリウム量の

確認をすることが必要です。
経腸栄養であれば栄養剤に含まれるカリウム量は確認が容易ですが、食事に含有されるものは栄養士しか確認ができないため、**食事含有量も治療に影響することを意識**することが大切ですね。

ほっとくとどうなる!?

高カリウム血症が持続します。

Coffee Break

高カリウム、高ナトリウムの際の食事の工夫

（関連：項目3）

- カリウムの多い食品や料理を減らし、ゆで野菜料理（野菜はゆでるとカリウムが低下）に置き換えます。
- 食塩の多い食品や料理を減らし飲料やゼリーに置き換えます。

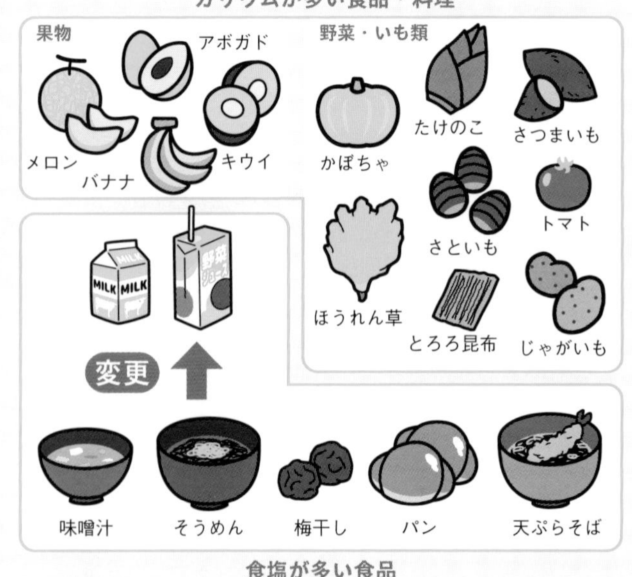
カリウムが多い食品・料理
果物
メロン
アボガド
バナナ
キウイ
野菜・いも類
かぼちゃ
たけのこ
さつまいも
さといも
トマト
ほうれん草
とろろ昆布
じゃがいも
MILK
MILK
野菜ジュース
変更
味噌汁
そうめん
梅干し
パン
天ぷらそば
食塩が多い食品

低ナトリウム患者 ～めんつゆから食塩補充

本症例のキーワード 低ナトリウム血症・食事での電解質補正・塩化ナトリウム

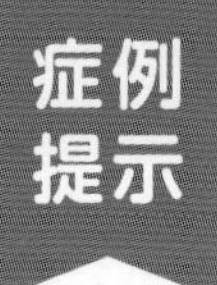

背景

事　例：50歳代、女性。
現　症：身長156 cm、体重65 kg、BMI 26.7。
診断名：クモ膜下出血。
現病歴：頭痛と嘔気で立っていられなくなり救急要請。
既往歴：糖尿病、高血圧。
栄養状態：HbA1cは6.1％であり血糖コントロールは良好であったと考えられた。
治療方針：安静と血圧コントロールのため入院となる。

経過

血清ナトリウムの低下（128 mEq/L）に対して、塩化ナトリウム内服で対応するも改善なく、本人の拒否感もあり服用をスキップすることも多くなっていた。

栄養戦略

患者さんも納得して継続できる、食事からのナトリウム摂取強化ができないかを検討。

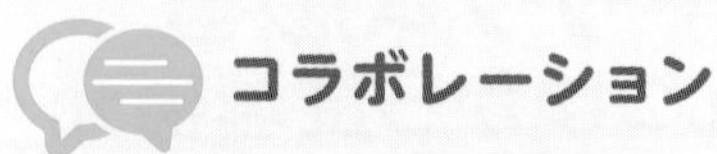

コラボレーション

患者さんの立場で

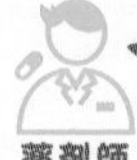

塩化ナトリウムを投与していますがナトリウムが上昇しませんね。

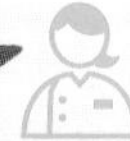

患者さんは食塩の内服がつらいそうですね。食事からナトリウムを増やせないか考えてみます。

患者さんと相談し、めん類摂取で食塩摂取量を増加してみます。

……後日……

ナトリウムが徐々に上昇していますね。

めん類なら食べられると患者さんが全量摂取しているおかげです。

食塩内服は、内服を確実に行えれば指示量の食塩が摂れますが、食事は患者さんの理解と協力があってはじめて全量摂取が可能であり、継続できるよう励ましも必要となります。

コラボ結果

薬剤からの補充だけでなく、栄養や食事からのアプローチが功を奏した症例です。昼夕の主食をめんにし、めんつゆ（1食分で食塩 2.5 g）まで飲んでもらうことで、めんも含めて1食 3.5 gの食塩強化ができ、低ナトリウム血症の改善が可能となりました。

ナトリウム：128→135 mEq/L

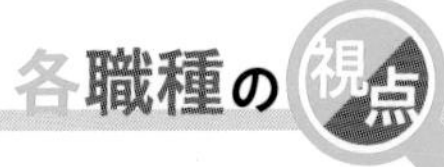

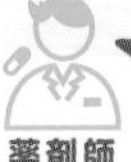
薬剤師

低ナトリウム血症の際、薬剤の対応としては経口投与が可能であれば、まず塩化ナトリウム内服を考えます。ただし塩からいため、患者さんによっては拒否反応を示してアドヒアランスが上がらないこともしばしば生じます。
輸液による補正はルートを確保する必要があり患者さんの行動を制限することとなり、患者さんデメリットやせん妄リスクともなりえます。

栄養士

食塩はめん類、汁物、梅干しなどでも補えるということも覚えておくとよいですね。

ほっとくとどうなる!?

ナトリウム値が低下し、ナトリウム<120mEq/Lが続くと嘔気・嘔吐、食欲不振にもつながります。

Coffee Break

低ナトリウム補正の例

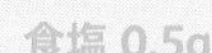

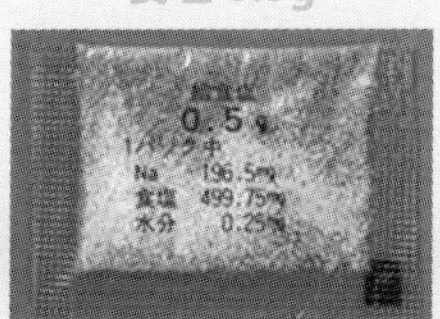

低ナトリウム血症に
対して3～6包
(食塩：1.5～3g)

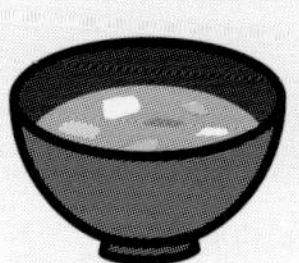

汁物
1食あたり約1～1.2g

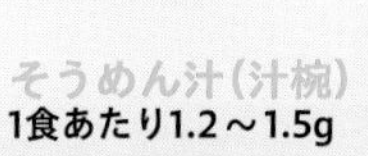

1食あたり1.2～1.5g

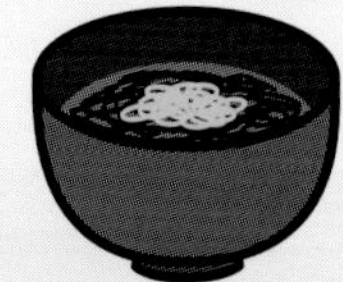

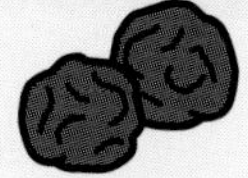

梅干し
中1個あたり1.8～2g

7 亜鉛の低下

本症例のキーワード 敗血症・電解質異常・亜鉛欠乏症

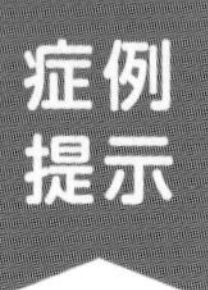

背景

事　例：30歳代、女性。
現　症：身長158 cm、体重50 kg、BMI 20.0。
診断名：敗血症性ショック。
現病歴：5日前に息子に風邪症状あり。翌日より本人も同様の症状を自覚した。本日、反応がない状態の本人を夫が発見し救急要請した。
既往歴：関節リウマチ（メトトレキサート内服）、卵巣のう腫。
栄養状態：発熱するまでは普通の生活で仕事もできていたが、体調悪化後はほぼ食事摂取できていなかった。
治療方針：意識障害のため気管挿管を行い、ICUで人工呼吸管理を開始、敗血症に対して抗菌薬治療を開始した。

経過

Day 2：ナトリウム130 mEq/L、カリウム3.2 mEq/L、リン2.4 mg/dL、亜鉛59 μg/dL。経過中、痙攣発作を認めた。

栄養戦略

入院時、すでに電解質低値であり、数日間の食事摂取不良があったとの情報もあり、リフィーディング症候群の高リスク症例として、経腸栄養を少量から開始。リン、亜鉛の補正を検討。

What's the problem!?

敗血症症例であり電解質異常・亜鉛欠乏症が続いており、電解質補正について栄養・薬剤の両面で検討を行いました。

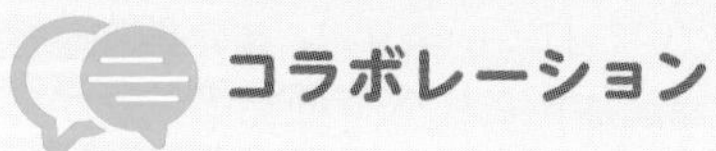

電解質低値をどう攻める!?

電解質がすべて低値です。補充を提案しようと思いますが栄養も始めていきますよね？ 薬剤での補正もできますが栄養の面から電解質補正で提案はありますか？

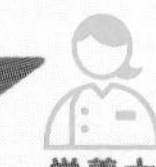

亜鉛はタンパク質も含まれるブイ・クレスCP 10で補い、リンは栄養開始後さらに低下する恐れがあるのでアルジネード®でも追加補充しましょう。

コラボ結果

敗血症、さらにリフィーディング症候群のある患者に対して、電解質低下を予測し対応を行いました。敗血症のため低下リスクのある亜鉛についても確認しながら補充継続できた症例です。Day 5にはナトリウム139 mEq、カリウム3.5 mEq、リン2.5 mg/dL、亜鉛65 μg/dLとコントロールできました。

Day 1：	ナトリウム 130 mEq/L	カリウム 3.2 mEq/L
	リン 2.4 mg/dL	亜鉛 59 μg/dL
Day 5：	ナトリウム 139 mEq/L	カリウム 3.5 mEq/L
	リン 2.5 mg/dL	亜鉛 65 μg/dL

各職種の視点

亜鉛は免疫反応の制御に関与するため、亜鉛の不足は感染などへの反応の低下を招き、また炎症反応を亢進させるといわれています[1)]。また敗血症症例では、非敗血症の重症症例と比べて亜鉛の欠乏が多く認められたとする報告があります[2)]。そのため敗血症症例では亜鉛の値をモニタリングし、必要であれば補正が必要です。その際は薬剤のみならず栄養での補正も検討しましょう。

敗血症は、感染症による高血糖にも注意しつつタンパク質は早期に増量が必要です。亜鉛欠乏症が必発するので亜鉛値確認も必須となります。

ほっとくとどうなる!?

敗血症では亜鉛低下が起こりやすく、低値のままではさらなる感染症を招いたり、臥床継続による褥瘡のリスクも増えます。低値のままにしないことが大切です。

〈文献〉

1）Gammoh NZ, Rink L：Zinc in infection and inflammation. *Nutrients* 2017；**9**：624.
2）Besecker BY, Exline MC,et al：A comparison of zinc metabolism, inflammation, and disease severity in critically ill infected and noninfected adults early after intensive care unit admission. *Am J Clin Nutr* 2011；**93**：1356-1364.

Coffee Break

亜鉛欠乏症はサルコペニアとも関連

低亜鉛群（L-Zn group：Zn< 80 μg/dL）は優位にサルコペニアの割り合いが多かったという報告があります。

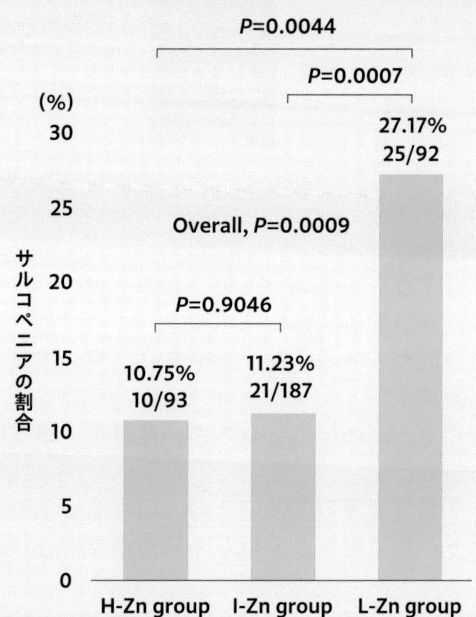

高亜鉛群、中亜鉛群、低亜鉛群におけるサルコペニアの割合（文献より改変のうえ引用）

〈参考文献〉

Serum zinc concentration and sarcopenia ; a close linkage in chronic liver diseases. *J Clin Med* 2019 ; **8** : 336.

8 間質性肺炎増悪、肝硬変、亜鉛欠乏症

本症例のキーワード 高血糖・ブイ・クレスCP10・亜鉛欠乏症

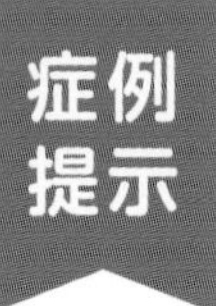

背景

事　例：60歳代、男性。
現　症：身長170 cm、体重85 kg、BMI 27.7。
診断名：急性呼吸促迫症候群（ARDS）。
現病歴：数日前から呼吸困難、咳嗽あり。呼吸困難、体動困難のため搬送。
既往歴：肝硬変、高血圧、アレルギー性鼻炎、腰椎圧迫骨折、統合失調症。
治療方針：間質性肺炎の増悪のため人口呼吸管理を開始。ステロイドパルス療法と並行して栄養管理を行う。

経過

肝硬変の既往があり、救急病棟入室時、栄養士の提案にて亜鉛の測定が追加となる。測定結果で29 μg /dL(Day 1)と低値を示し、急性期であり血糖変動、血圧変動などを考慮して、経腸栄養は少量より開始の方針となる。
経腸栄養剤としては、亜鉛を多く含むブイ・クレスCP 10（80 kcal/本、タンパク質12.0 g 、脂質0 g 、糖質8.0 g、亜鉛12 mg）を1日あたり2本の経腸投与にて開始。

What's the problem!?

ブイ・クレスCP 10によって亜鉛欠乏症のフォローを行う予定でしたが、ステロイドパルスの影響もあり高血糖が持続していました。

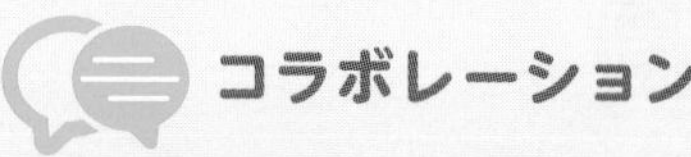

高血糖と亜鉛欠乏症を栄養・薬剤の工夫で乗りきる！

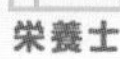

肝硬変の既往もあり、亜鉛の代謝が亢進しているので補充をしたかったのですが、血糖上昇があるので悩ましいですね。経腸栄養剤は、血糖上昇のリスクが低いグルセルナ®に切り替えたほうがよさそうですね。グルセルナ®は亜鉛含有量が少ないです。

高用量のステロイドを使用しているので血糖が上昇しているのだと思います。亜鉛欠乏症に適応のある薬剤としては酢酸亜鉛があります。

コラボ結果

経腸栄養としては、ブイ・クレスCP 10からグルセルナ®に切り替えの方針となりました。ブイ・クレスCP 10の亜鉛含有量は12 mg /本/ 125 mL、グルセルナ®の亜鉛含有量は2.8 mg/ 200 mLであり亜鉛の補充が必要という検討から、酢酸亜鉛錠25mg 2錠 2×朝夕食後の処方が追加。

インスリン併用下で血糖コントロールは改善しました。亜鉛の血中濃度はDay 7に59 μg /dL、Day 18に79 μg /dL へ改善がみられました。

〈亜鉛〉
Day 1：29 μg/dL
Day 7：59 μg/dL
Day 18：79 μg/dL

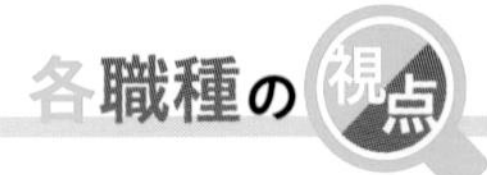

肝硬変において、亜鉛欠乏症はアンモニア分解不良からの肝性脳症やサルコペニア[1)]進行も危惧されるため、亜鉛の補充が望ましいです。

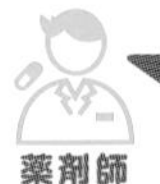

肝硬変患者さんでは肝臓での糖新生（グリコーゲン→グルコース）・糖代謝（グルコース→グリコーゲン）の機能が低下していることなどから、高血糖リスク・低血糖リスクがともに高まります。とくに経腸栄養では、門脈を通した肝臓初回通過時の肝臓での代謝能が低下していることから、急激な高血糖が生じるリスクが高まることもあり[2)]、ステロイドによって高血糖が生じるリスクに注意が必要です。亜鉛欠乏症に対しては酢酸亜鉛錠が使用可能です。

ほっとくとどうなる!?

高血糖持続によるさまざまな有害事象が生じます。

チョイスplus　肝硬変症例と亜鉛欠乏症！

ブイ・クレスCP10の亜鉛含有量➜12mg / 本 /125mL
グルセルナ®の亜鉛含有量　➜1.4mg/100mL

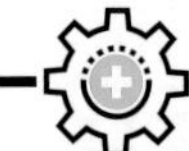

エキスパートコメディカル

亜鉛欠乏症になりやすい病態や食生活

摂取量不足	菜食主義者、摂食障害、不十分な経腸・経静脈栄養
吸収不足	クローン病、胃バイパス術後、空回腸バイパス術後、短腸症候群、慢性肝疾患、低アルブミン血症、フィチン酸過剰摂取、アルコール多飲、コーヒー・紅茶・タンニンが多い飲料の多飲、カルシウム過剰
損失増大	熱傷、血液透析、糖尿病、溶血性貧血、慢性肝疾患（高 NH_3 血症）、薬剤性（バルプロ酸、サイアザイド、アンジオテンシン変換酵素阻害薬、アンジオテンシン受容体拮抗薬、シスプラチンなど）
需要増大	敗血症、肺炎、妊娠、授乳、過度な運動

重症患者さんは亜鉛欠乏症になりやすいため注意が必要。

〈文献〉

1） Nishikawa H, Enomoto H, et al：Serum zinc concentration and sarcopenia；a close linkage in chronic liver diseases. *J Clin Med* 2019；**8**：336.

2） 赤羽 たけみ，吉治仁志：肝硬変診療ガイドライン 2020 改訂第3版．日内会誌 2011；**110**：1625-1632.

亜鉛欠乏症には酢酸亜鉛投与！で大丈夫!?

本症例のキーワード 酢酸亜鉛・リパーゼ・膵炎

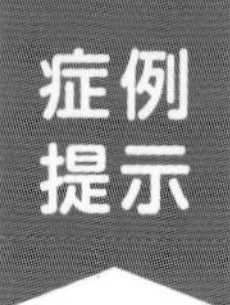

背景

事　例：70歳代、男性。
現　症：身長161 cm、体重42 kg、BMI 16.2。
診断名：敗血症性ショック、心原性ショック。
現病歴：朝より腹痛あり。その後ショック、低体温、意識障害あり搬送。
既往歴：下肢バイパス手術後、肺気腫、回腸末端炎。
栄養状態：BMI低値から低栄養状態であったと思われ、リフィーディング症候群にも注意を要する。
治療方針：挿管人工呼吸管理中、心原性ショックに対してドブタミン投与。

経過

心原性ショック、頻脈に対してカテコラミン、アミオダロンを投与。来院時よりトランスアミナーゼ上昇、P型アミラーゼ上昇があり、経腸栄養は少量から開始していたがその後は悪化はなく、栄養は目標値に近づける方針とした。

What’s the problem!?

ペプタメン®AF 100 mL× 3（カロリー450 kcal、タンパク量28.5 g、亜鉛6.6 g）投与も亜鉛欠乏症（44 μg/dL）がありました。
またトランスアミナーゼ（AST/ALT：236 / 50）、P型アミラーゼ176 U/L、リパーゼ86 U/Lと高値を示しました。

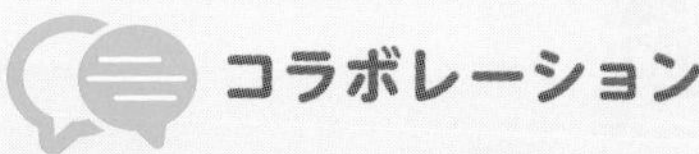

薬が使いにくい！栄養で検討！

亜鉛欠乏症があり補正について考えています。薬剤では酢酸亜鉛の投与が考えられますが、肝障害とP型アミラーゼ、リパーゼが高値であり、肝障害の悪化や膵炎の懸念があります。
経腸栄養投与中ですが、栄養で対応はできますか？

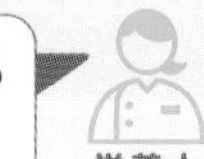

亜鉛の補充は行いたいですね。酢酸亜鉛に懸念があるならブイ・クレスCP 10を投与しましょう。

尿素窒素（BUN）が高値なので、タンパク量をあまり増やしたくないですね。

そうですね。ペプタメン®AFをペプタメン®スタンダードにしてタンパク量を調節し、ブイ・クレスCP 10を投与するようにしましょう。

コラボ結果

ペプタメン®AF 100 mL × 3（カロリー 450 kcal、タンパク量 28.5 g、亜鉛 6.6 mg）

↓

ペプタメン®スタンダード 100 mL × 3 ＋ブイ・クレスCP 10 125 mL × 2（カロリー 610 kcal、タンパク質 39.5 g、亜鉛 42.6 mg）

低亜鉛に対して、栄養での対応を行い、薬剤を使用することによるリスクを回避できました。亜鉛値は79 μg/dLへ上昇を認めました。また経腸栄養を変更し、タンパク量を調整しました。

各職種の視点

酢酸亜鉛はウィルソン病、亜鉛欠乏症に適応を持つ薬剤です。肝機能障害症例については、有効性・安全性に対する十分な情報はなく注意が必要です[1)2)]。特にウィルソン病での使用においてリパーゼ、アミラーゼの上昇が報告されています。亜鉛欠乏症ではウィルソン病よりも一般的に投与量は少ないですが、同様に報告されており注意が必要です。

本症例ではリパーゼ、アミラーゼが高値でありさらに上昇するリスクが考えられました。このように薬剤投与によるリスクが考えられる場合は、ほかの対応も考慮するべきです。

また酢酸亜鉛は、吸収過程で銅と結合し銅欠乏症を起こし貧血や汎血球減少、神経障害が起こることが注意喚起されています[3)]。そのため、酢酸亜鉛使用時は銅の値にも注意が必要です。

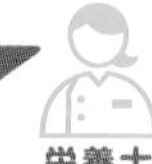

亜鉛低値が続くとさまざまな弊害（易感染性、褥瘡など）が起こりうるため補充が必要となります。しかし、亜鉛は銅と拮抗しているため、血清銅の確認をしながら補充することも重要です。亜鉛は、薬剤だけでなく栄養剤からの補充も考慮すると**副作用対策**にもなります。

ほっとくとどうなる!?

リパーゼ、アミラーゼの検査値が悪化することがあります。

〈文献〉
1）ノベルジン添付文書（第４版、2023 年５月改定）
2）ノベルジン医薬品インタビューフォーム Ⅷ６特定の背景を有する患者に関する注意（第 14 版、2023 年５月改定）
3）独立行政法人医薬品医療機器総合機構：ノベルジン錠に係る医薬品リスク管理計画．

10 酢酸亜鉛による貧血を栄養で解決

本症例のキーワード 亜鉛・銅・貧血

症例提示

背景

事　例：2歳、女児。
現　症：身長 84.2 cm（－0.2 SD）、体重 10 kg（－1 SD）。
診断名：RSウイルス感染症。
現病歴：2日前より鼻汁・咳嗽が多く、発熱あり受診。
既往歴：窒息後に心肺停止。蘇生後脳症、胃瘻造設後。
栄養状態：栄養は経腸栄養のみであったが、体格が年齢に比してやや小柄である以外は栄養状態不良はみられず。
貧血（Hb 9.2 g/dL）あり。
治療方針：呼吸管理と去痰薬での治療開始。
経腸栄養は、家族より自宅で使用しているエネーボ®を使用したいとの意向があり、エネーボ® 2缶/日を目標に徐々に増量。必要栄養量を2歳女児基礎代謝量（59.7 kcal/kg）から算出し約 620 kcalとした。

経過

呼吸状態は改善し、一般病棟へ転棟予定可能となるも、血清亜鉛値が 135 μg/dLと高くなっていることに気づく。貧血の原因は銅欠乏症ではないかと主治医へ情報提供を行い血清銅の確認をお願いしたところ、55 μg/dLと低値になっていた。
在宅にて経腸栄養を実施していたが、エネーボ® 2缶（600 kcal）中、亜鉛は 9 mg含まれ2歳女児の必要量（3 mg）を超えていたものの、1歳5カ月頃、血清亜鉛が 58 μg/dLと低値であったため酢酸亜鉛錠 25 mg 1錠が処方されていた。

What's the problem!?

亜鉛過剰による銅欠乏症が起きていました。

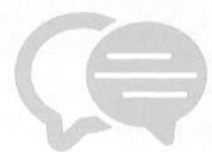

コラボレーション

情報共有で原因探索

貧血が起きていますよね。原因はなんでしょうね？

患児の亜鉛必要量（2歳女児で3 mg）はエネーボ® 2缶亜鉛9 mg含有で充足できているのですが、酢酸亜鉛が処方されていますね。亜鉛過剰による銅欠乏症かも、と気になります。銅を測定してもらいましょう。

……後日……

酢酸亜鉛処方の経緯を聞いてみました。亜鉛欠乏症と診断されてから約半年内服されているそうです。亜鉛含有量25 mgですが、**栄養で補充できているようであれば過剰になっている可能性**がありますね。

ありますね。血清銅は55 μg/dLと低値でした。

コラボ結果

貧血（Hb 12.0 → 10.3 → 9.2 g/dL）に対して、栄養・薬剤両者で亜鉛が投与されていることから亜鉛過剰による銅欠乏症の可能性を考え、血清銅値を測定してもらったことで、銅欠乏症が判明し、貧血の原因になっている可能性が判明。

亜鉛は栄養から十分量を摂取できており亜鉛製剤は中止とし、外来で亜鉛値フォローをしていくことになりました。

各職種の視点

酢酸亜鉛には重大な副作用として銅欠乏が挙げられています。また医薬品リスク管理計画（RMP）においても重要な特定されたリスクとされています。亜鉛の薬理作用のひとつとして腸管粘膜細胞でのメタロチオネイン❶の発現誘導が知られており、発現したメタロチオネインに食物由来の銅が結合することにより、銅の吸収が阻害されると考えられています[1)2)]。
酢酸亜鉛は、もともとは銅が蓄積するウィルソン病に対する薬剤でしたが、2017年3月より亜鉛欠乏症の適応が追加され低亜鉛の患者さんに使用可能です。
そのため、亜鉛欠乏症に酢酸亜鉛を使用する場合、銅欠乏に伴う症状（貧血、汎血球減少、神経症状）に注意するとともに、定期的に銅の値を測定することが必要です。
有害事象を防ぐためには、本症例のように亜鉛の補充には栄養による方法もあることから、栄養士との連携が重要です。

亜鉛欠乏症は特に小児の経腸栄養において発症しやすいですが、栄養剤によっては必要量を充足できるため亜鉛補充には注意が必要です。電解質、とくに亜鉛と銅、カルシウムとマグネシウムは拮抗するため注意が必要です。

ほっとくとどうなる!?

過剰な亜鉛の投与を続けると銅が欠乏し、貧血へと進行する場合があります。

用語Memo　❶メタロチオネイン：金属結合タンパク質。亜鉛などの金属と結合する。

チョイスplus 拮抗する電解質

	モリブデン	セレン	亜鉛	銅	鉄	マグネシウム
カルシウム		○	○		○	●
マグネシウム					○	
鉄			○			
銅	○		●			
亜鉛		○				
セレン						

○：配慮が必要なもの　●：特に配慮が必要なもの

〈文献〉

1) Nishime K, Kondo M, et al : Zinc burden evokes copper deficiency in the hypoalbuminemic hemodialysis patients. *Nutrients* 2020 ; **12** : 577.
2) 独立行政法人医薬品医療機器総合機構：ノベルジン錠に係る医薬品リスク管理計画.

11 経腸栄養投与できれば胃薬は不要!?

本症例のキーワード 経腸栄養・ストレス潰瘍予防・胃薬

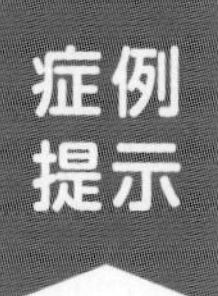

背景

事　例：80歳代、男性。
現　症：身長165 cm、体重47.9 kg、BMI 19.3。
診断名：誤嚥性肺炎、急性呼吸促迫症候群（ARDS）。
現病歴：誤嚥性肺炎による呼吸困難のため、救急搬送された。
既往歴：右内頸動脈狭窄症、認知症、誤嚥性肺炎、膿胸。
栄養状態：認知症もあり、安定した食事摂取はできていなかった様子。
治療方針：気管挿管、抗菌薬治療。

経過

Day 1：抗菌薬治療を開始。ストレス潰瘍の予防のためファモチジン投与を開始した。
Day 4：人工呼吸器離脱困難のため、気管切開術を実施。

What's the problem!?

気管切開術後に経腸栄養が投与できていれば、ストレス性潰瘍予防としてのH_2ブロッカー投与が不要となる可能性が考えられました。

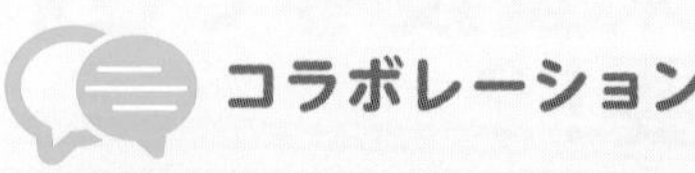

栄養開始は減薬にも影響

栄養は経腸で投与することが可能ですか？

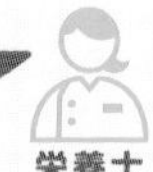

循環も落ちついているので可能だと思います。必要量は約 1,500 kcal、タンパク質 60 gなので徐々に増量していきましょう。

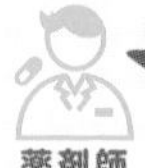

それであれば、気管切開後十分栄養が投与されており、Ye Zらのスコアリング[1)]でもほかのハイリスクとなる因子（急性腎障害、凝固異常、慢性肝障害、敗血症、ショック）がありませんし、H_2ブロッカーの投与は不要ですね。プロトンポンプ・インヒビター（PPI）などは人工呼吸器関連肺炎（VAP）のリスク因子となるため、不要であれば早期中止が望ましいと考えます。

コラボ結果

経腸栄養が問題なく投与開始できていることを確認し、H_2ブロッカーの投与を中止することができました。

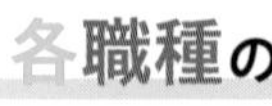

ストレス潰瘍予防としてのH_2ブロッカー、プロトンポンプ阻害剤は人工呼吸器関連肺炎のリスクとなる可能性もあるといわれています[2)]。H_2ブロッカーはせん妄のリスク因子となる可能性も考えられており、Ye Zら[1)]のリスク因子にも該当せず、NSAIDsの継続投与などもないので、中止可能であれば積極的に中止を考慮する

ことが望ましいといえます。

H_2ブロッカー、プロトンポンプ阻害剤は、下痢の原因にもなるので不要と判断できれば早期に中止が望ましいでしょう。

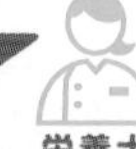

ほっとくとどうなる!?

漫然としたH_2ブロッカーの継続によるせん妄リスク、クロストリジウム・ディフィシル感染症（CDI）リスク、下痢リスクがあります。同じく、PPIについてもVAPやCDI発症のリスクがあります。

Coffee Break

経腸栄養を開始したら、胃薬をやめていい？

ICU患者などの重症症例では、侵襲ストレスなどによってストレス性潰瘍が生じることが知られています。そのためICU症例では、プロトンポンプ阻害剤（PPI）はヒスタミン2受容体拮抗薬（H_2ブロッカー）などを予防的に投与します。では、経腸栄養を開始することで、これらの予防薬を中止にすることができるでしょうか？

じつは人工呼吸器管理で経腸栄養を行っている患者さんにストレス性潰瘍予防を追加してもリスクは減少しないとの報告があります[1)2)]。BMJが示したガイドライン[3)]では、人工呼吸器症例で経腸栄養がない患者さんでは、ストレス性潰瘍のリスクが高く予防薬の投与を行うとしています。人工呼吸器症例で経腸栄養の投与がある患者さんでは、ほかのリスク因子を含めて予防薬の必要性を評価することとなっており、経腸栄養を投与することでPPIやH_2ブロッカーを中止にできる可能性があります。

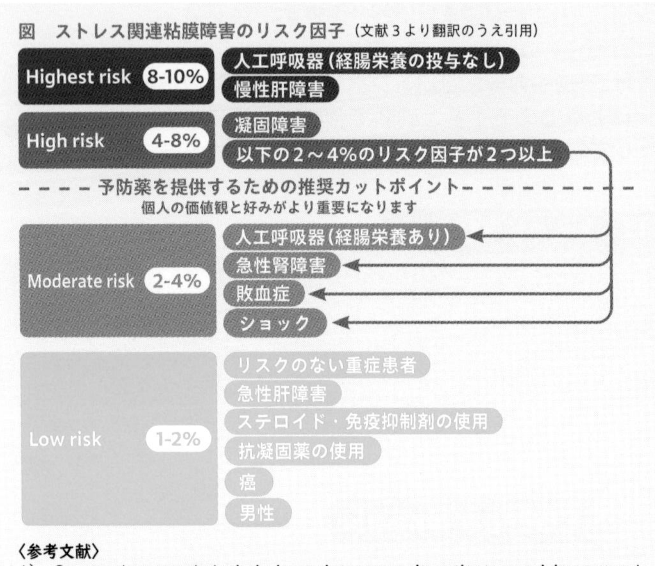

図　ストレス関連粘膜障害のリスク因子（文献3より翻訳のうえ引用）

〈参考文献〉

1) Stress ulcer prophylaxis in intensive care unit patients receiving enteral nutrition ; a systematic review and meta-analysis. *Crit Care* 2018 ; **22** : 20.
2) Enteral nutrition as stress ulcer prophylaxis in critically ill patients ; a randomized controlled exploratory study. *J Crit Care* 2018 ; **43** : 108-113.
3) Gastrointestinal bleeding prophylaxis for critically ill patients ; a clinical practice guideline. *BMJ* 2020 ; **368** : l6722.

〈文献〉

1) Ye Z, Reintam Blaser A,et al : Gastrointestinal bleeding prophylaxis for critically ill patients ; a clinical practice guideline. *BMJ* 2020 ; **368** : l6722.
2) Herzig SJ, Howell MD,et al : Acid-suppressive medication use and the risk for hospital-acquired pneumonia. *JAMA* 2009 ; **301** : 2120-2128.

12 胃管がつまる ～ナトリウムと経腸栄養で塩析

本症例のキーワード ▶ 低ナトリウム血症・SIADH・塩析

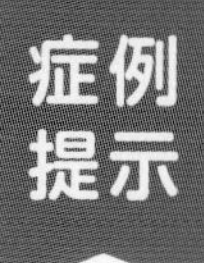

背景

事　例：80歳代、女性。
現　症：身長 152 cm、体重 45 kg、BMI 19.5。
診断名：急性硬膜下血腫。
現病歴：道路を横断中に軽自動車にはねられ救急搬送された。
既往歴：糖尿病。
栄養状態：やや痩せ型ではあるが栄養状態は正常と思われた。
治療方針：血腫の増大がないか経過観察しながら、意識状態の改善をみていくこととなる。

経過

血糖上昇に注意しながら経管栄養を開始したが、抗利尿ホルモン不適合分泌症候群（SIADH）による低ナトリウム血症（ナトリウム：126 mEq/L）となり、水分制限のみではなかなか改善に至らない。

栄養戦略

経静脈での補正に加えて経腸栄養でも食塩投与を行うこととなる。

What's the problem!?

タンパク質とナトリウムが反応し結晶を作ってしまう（塩析）ため、チューブの閉塞が起こりやすくなります。

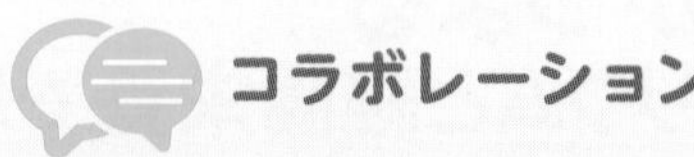

経腸栄養と食塩との相互作用

低ナトリウム血症を輸液で補正中ですが、改善が難しそうで内服でも食塩投与となります。1回2gの投与で経腸栄養と同時に投与しますが、注意することはありますか？

経腸栄養投与中の食塩投与は**塩析**に注意が必要で、食塩は十分量の白湯に溶き、経腸栄養投与前に単独での投与とし、チューブをフラッシュしてからの栄養投与を提案しました。経腸栄養と同時に投与すると塩析が起こり、**チューブが閉塞しやすくなる**ので食塩の投与方法を担当看護師さんへ伝えておきます。

コラボ結果

塩析を懸念し、食塩は経腸栄養前単独投与。食塩を少量の白湯に溶くと高浸透圧になるため、十分量（本症例の場合は、経腸栄養での不足水分の補充を目的に白湯 200 mL× 3 回投与としていたため1回 200 mL）にて溶解。食塩投与でも塩析は起こらず、低ナトリウム血症も改善傾向となりました。

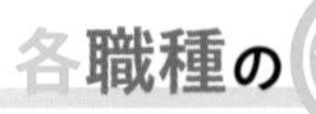
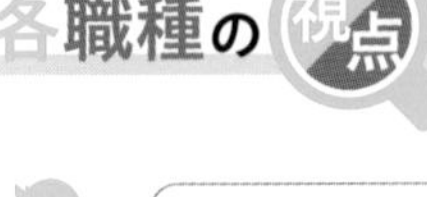

経腸栄養と薬剤は同時に投与されることも多く、相互作用に注意が必要です（塩析、薬剤の吸収遅延など）。投与時間の間隔をあけるなどの工夫が必要な場合があります。

経腸栄養と薬剤の相互作用は、ナトリウム投与による塩析だけでなくワルファリンと経腸栄養内のビタミンKなどフォローが必要な薬剤があるため、薬剤師さんとの連携が重要な分野です。

ほっとくとどうなる!?

塩析を起こしチューブの閉塞が起こることがあります。

Coffee Break

塩析はなぜ起こる!?

タンパク質分子の中には疎水性アミノ酸と親水性アミノ酸があります。水溶液中では、疎水性アミノ酸は親水性アミノ酸によって保護された疎水域を作り、表面が十分に親水性になればそのタンパク質は水に溶解します。ここに塩を加えると、水分子の一部は塩のイオンによって引きつけられタンパク質の再電した部分との相互作用で割かれる水分子の量が減少します。その結果、タンパク質分子は疎水性の相互作用によって凝結することになります。

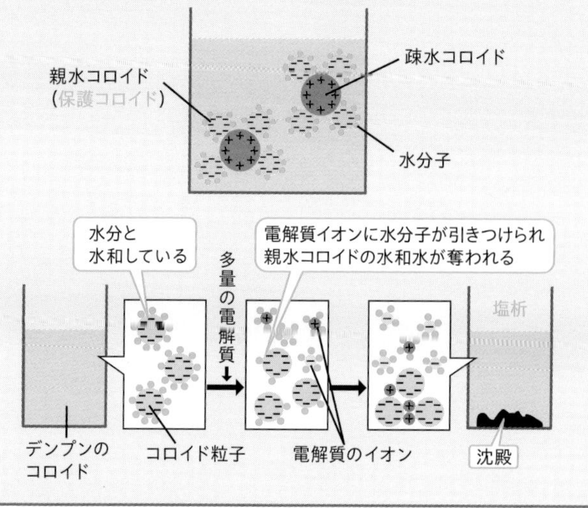

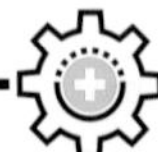

エキスパートコメディカル

抗利尿ホルモン不適合分泌症候群（SIADH syndrome of inappropriate secretion of antidiuretic hormone）について

髄膜炎や脳梗塞、クモ膜下出血などの髄膜刺激を伴う疾患はSIADHの原因となる頻度が高いです。バソプレシン（AVP）分泌調節に関わる浸透圧受容体が存在する第3脳室周辺の組織になんらかの障害や刺激が及ぶことで下垂体後葉からAVPの過剰分泌が起こります。

下垂体後葉からバソプレシンが過剰分泌されるようになると水の再吸収が増え、血液循環量が増え、ナトリウム濃度が下がります。

図　抗利尿ホルモン不適合分泌症候群—抗利尿ホルモン分泌過剰

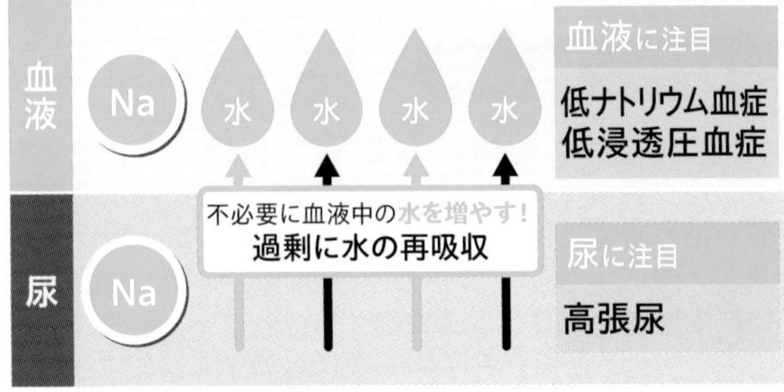

抗利尿ホルモンが分泌過剰となっている。

13 胃酸分泌抑制薬と経腸栄養剤との相互作用

本症例のキーワード ハイネックス®イーゲル・胃酸分泌抑制薬・外傷患者

症例提示

背景

事　例：21歳、男性。
現　症：身長 175 cm、体重 68 kg、BMI 22.2。
診断名：急性硬膜下血腫。
現病歴：交通外傷、意識障害あり搬送。
既往歴：特記事項なし。
治療方針：排便コントロール。

経過

頭部を含む多発外傷、急性硬膜下血腫で気管挿管管理中。ペプタメン®AFで経腸栄養を開始したが水様便が持続。ストレス性潰瘍予防のためファモチジン内服中。

What's the problem!?

水様便の改善を目的にペプタメン®AFからハイネックス®イーゲルに変更の指示がありました。胃酸分泌抑制薬との併用によりハイネックス®イーゲルに含まれるペクチンの形状変化が阻害されゲル化しない可能性があります。

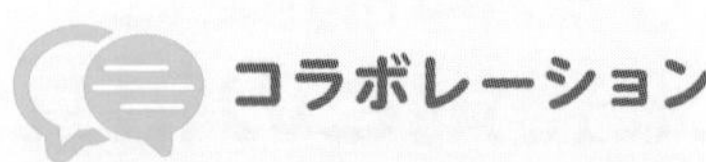

胃酸分泌抑制薬の必要性

下痢に対して経腸栄養がペプタメン®AFからハイネックス®イーゲルに変更されていますね。

この患者さんは胃酸分泌抑制薬を使用していた気がします。あ、やはりそうですね。ファモチジン内服中ですね。

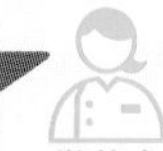

ハイネックス®イーゲルは、胃内でのpH低下によりペクチンとリン酸カルシウムがゲル化するのですが、胃酸分泌抑制薬を併用することにより、ゲル化が阻害されてしまいます。

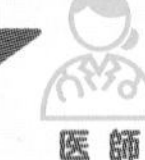

これではゲル化しないので、この経腸栄養剤の良いところが半減してしまいますね。この患者さんでは胃酸分泌抑制薬は必要なので栄養剤を変更しましょう。

コラボ結果

ハイネックス®イーゲル→メイバランス®へ変更の方針となりました。

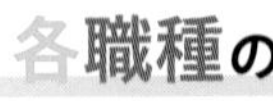

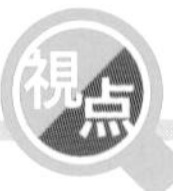

胃酸分泌抑制薬併用により胃内pH上昇し、ハイネックス®イーゲルのゲル化が阻害されるため併用は望ましくありません。胃酸分泌抑制薬の必要性とハイネックス®イーゲルの必要性のどちらを優先するかを、多職種で検討する必要があります。

栄養剤のゲル化を目的としたペクチン使用やペクチン含有栄養剤使用の場合は、胃酸分泌抑制薬の使用を確認する必要がありますね。

ほっとくとどうなる!?

ハイネックス®イーゲルの効果が十分に発揮されず下痢が持続します。

Coffee Break

経腸栄養剤と薬剤の相互作用

①食塩・塩化ナトリウム（関連：項目12）

もともと経管栄養剤のナトリウム含量は低く、長期にわたり使用している患者さんには低ナトリウムを改善するために食塩・塩化ナトリウムを付加していることがよくあります。しかし、経腸栄養剤へ食塩を混合すると塩析が生じます。2～3 g/日程度の食塩の混合では、臨床上チューブの閉塞や滴下不良を起こしたことはないですが、これよりも多量の食塩を投与することは避けることが望ましいです。

② ワルファリンと経腸栄養剤中のビタミンK（ワーファリン錠®）（関連：項目2）

ワルファリンと納豆、青汁やクロレラなどとの併用はビタミンK含有食品であるため避けるよう周知されていますが、経腸栄養剤中のビタミンKも配慮されるべきです。経腸栄養剤と中心静脈栄養製品を併用している場合、ワルファリン併用開始の際には、含有ビタミンKに注意しトロンボテスト値ＩＮＲ（international normalized ratio）を積極的にモニターする必要があります。

③ フェニトイン併用中に血中濃度が低下（アレビアチン®、散、ヒダントール®など）

経腸栄養剤を投与中の患者さんでフェニトインの血中濃度が低下したとの報告があります。

④ ニューキノロン抗菌剤と経腸栄養剤中のカルシウム、マグネシウム（シプロキサン®など）

投与の際にはニューキノロン服用後 2時以上間隔をあけるなど注意します。

⑤ テオフィリン（テオドール®など）

タンパク質含有量が高い経腸栄養剤の場合、クリアランスが増加し、炭水化物含有量が高いとクリアランスは減少するという報告があります。

⑥ スクラルファート（アルサルミン細粒®、液®など）

経管栄養処置を受けている成人患者、低出生体重児および新生児発育不全において、胃石・食道結石がみられたとの報告があります。スクラルファート投与前後、30分は経腸栄養剤の投与は中止し、微温湯でチューブ内をフラッシュした後に投与します。

また、アルミニウムが含まれるため長期間投与時には、アルミニウム脳症、アルミニウム骨症などが現れる恐れがあり十分な注意が必要です。

⑦ H_2ブロッカー、PPI（ガスター®、タケプロン®、オメプラール®など）

胃酸抑制剤使用中の患者さんは胃内pHが上昇しており、胃酸による殺菌効果が低下している場合があるため細菌汚染に注意が必要です。

また経腸栄養剤の逆流防止目的で使用する粘度調整剤のペクチンの中には、制酸剤使用中の患者さんの胃酸へ混合した際に十分な粘度が得られず、栄養剤の逆流を防止できない場合があります。粘度調整剤のペクチン使用の際には、H_2ブロッカー、PPIを併用しているか、併用投与が可能か十分確認する必要があります。

〈参考文献〉

経腸栄養 11 経腸栄養時の薬剤投与. PDN(Patient Doctors Network).(https://www.peg.or.jp/lecture/enteral_nutrition/10.html)

14 食後2時間以上空けて投与の薬剤

本症例のキーワード 相互作用・空腹時投与・B 型肝炎

症例提示

背景

事　例：40歳代、女性。
現　症：身長 155 cm、体重 46 kg、BMI 19.0。
診断名：急性心筋梗塞。
現病歴：急性心筋梗塞に対して経皮的冠動脈インターベンション（PCI）後、ICU入室。
既往歴：1型糖尿病、心不全、膠原病、慢性腎臓病（CKD）にて血液透析導入後。混合性結合組織による食道蠕動運動障害のため胃瘻造設。
栄養状態：血糖コントロールは不良（HbA1c 7.8%）で維持透析もされており、低アルブミン血症があり低BMIで良好とはいえない状態。
治療方針：透析中に呼吸困難が出現、急性心筋梗塞の治療を行った。挿管管理となったため、胃瘻から経腸栄養を開始する。

経過

低血糖、高血糖を繰り返すため経腸栄養剤は一般的な組成から開始。MAラクフィア 200 mL× 3 (200 mLあたり 200 kcal、タンパク質 8 g、脂質 6 g)。300 mL× 3まで増量したが、高血糖が持続するため低糖質のグルセルナ®へ変更を計画。

What's the problem!?

ICU入室後、MAラクフィアを 200 mL × 3を投与中。HBc抗体陽性でありエンテカビルを就寝前に内服、ICU入室後も継続していました。ラウンド時に看護師より、夜の栄養の投与時間が遅くなり、エンテカビル投与と経腸栄養が同時期になる可能性があるとの情報提供がありました。

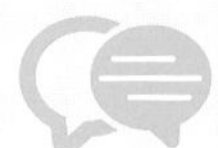

コラボレーション

食事と薬剤の相互作用

エンテカビルは食後2時間以降かつ次の食事の2時間以上前に投与とされているため、就寝前での内服指示が多い薬剤です。標準高脂肪食(945 kcal、脂肪 54.6 g)後または軽食(379 kcal、脂肪 8.2 g)後と空腹時を比べて、最大血中濃度 (Cmax) が約45%、体内に取り込まれた薬物の量を示すAUC[1]が約20%低下することが知られています。
栄養と薬剤の投与時間が重複しないように注意が必要です。

栄養投与速度を急激に速めることは、下痢などの懸念から現時点では難しいかと思います。栄養終了後、2時間後に投与してもらうように看護師さんにお願いしておきましょう。

コラボ結果

エンテカビルの投与タイミングを経腸栄養投与終了後、2時間に変更しました。

用語Memo ❶ AUC：薬物血中濃度時間曲線下面積

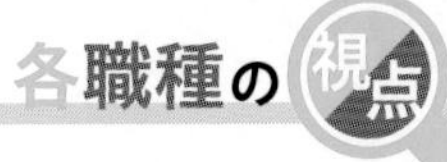

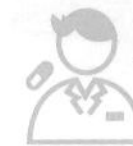

栄養と薬剤では、吸収時の相互作用を有するものがあります。薬剤師の視点では投与のタイミングを変える、同種同効薬で食事の影響を受けない薬剤があれば変更を検討します。さらに薬剤によっては食事内容で吸収が異なるものもあるため、栄養士との連携も重要です。また、経腸栄養の投与タイミングはずれることもあるので、本症例のように実際の投与状況を看護師に確認し、情報共有しておくことも大切です。

透析患者さんは、透析日の食事時間がずれたり1食欠食になることが多いようです。本症例は透析日の昼食時間が後ろにずれた結果、夕食の栄養投与時間が遅くなっていました。食事の影響を受ける内服薬がある透析患者さんは、透析の日程と食事時間の確認をしましょう。

ほっとくとどうなる!?

エンテカビルの効果減弱によるB型肝炎再燃の可能性があります。

15 脂質摂取後で効果のある薬剤！？

本症例のキーワード 脂質量・ステロイド・血糖値

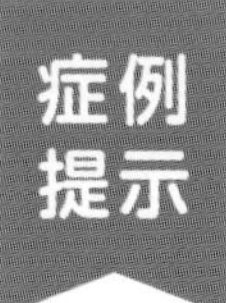

背景

事　例：64歳、男性。
現　症：身長172.5 cm、体重66.7 kg、BMI 22.4。
診断名：薬剤性間質性肺炎（PCP）。
現病歴：ステロイド治療を行っていたが呼吸状態が悪化し、気管挿管、人工呼吸器管理となった。
既往歴：肺扁平上皮癌、甲状腺機能低下症、脂質異常症、高尿酸血症。
治療方針：薬剤性間質性肺炎に対して肺保護換気戦略とステロイドによる治療の強化。

経過

Day 1：ICUに転棟し、気管挿管、人工呼吸器管理を開始。
Day 3：ステロイドパルス療法を開始。

ニューモシスチス肺炎（PCP）治療のため、アトバコン（サムチレール®）投与を再開する方針。

栄養戦略

ステロイドパルス療法開始後は血糖上昇が懸念されるため、経腸栄養は低糖質のグルセルナ®を提案。

What's the problem!?

アトバコン食後投与が指定されていますが、経腸栄養投与前での投与指示となっていました。

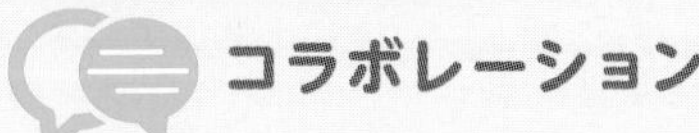

アトバコンは絶食下投与に対して食後投与(標準食：脂肪 23 g、610 kcal)[1)] は、CmaxおよびAUC$_{0\text{-}\infty}$が約 2.5～3倍に増加します[2)]。したがって、食後投与が添付文書でも指定されているので、薬剤投与指示に経腸栄養の投与中か投与後に投与する旨の追記をお願いします。
看護師さんにもよろしくお願いします。

そうなんですね。指示に追加しましょう。

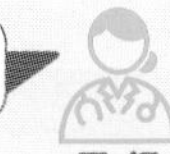

わかりました。投薬時には気をつけます。

1食に脂肪 23 gが必要であれば、ちょうどグルセルナ®が 1パックに 22.3 g含まれるので適当ですね。

コラボ結果

投与指示が、アトバコンを経腸栄養の投与中または投与後に投与に変更となりました。さらに食事内容も脂肪量を調整し薬剤の吸収が担保されました。

各職種の視点

食事により吸収が上がったり下がったりする薬剤は数多くあります。経腸栄養も通常の食事と同様に影響を与えると考えられますので注意しましょう。
また経腸栄養の場合は、通常の食事と異なり数時間かけて投与されたり、時には24時間持続投与となる場合があるため、とくに食間投与の薬剤は医師だけでなく、実際に投与する看護師とも協議し薬剤の投与タイミングを検討します。

薬剤の吸収に関与する栄養素（脂質や糖質）の量に配慮する必要があります。経腸栄養も脂質が多いもの、糖質が多いものがあるため、薬剤の種類により確認して選択する必要もあります。経口摂取であれば、関連がある栄養素を追加したり減じて摂取してもらう工夫もできそうですね。

ほっとくとどうなる!?

アトバコンの吸収が不十分となり薬効が十分に得られない可能性があります。

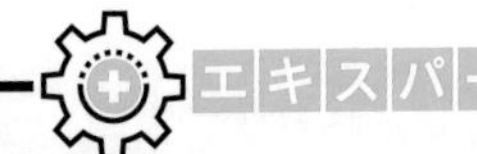

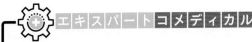

食品と薬剤の相互作用について

Type Ⅰ **薬剤・食品が投与される前の相互作用**
(例)：レボチロキシンナトリウム水和物と経腸栄養→溶解低下、チューブへの吸着

Type Ⅱ **薬剤と食品が経口・経腸投与で起こるもの**
A：酵素機能の変化によるもの
(例)：グレープフルーツが腸管のCYP3A4[1]を阻害し薬剤のバイオアベイラビリティが上昇。
B：全身循環に入る前のトランスポーターによるもの
(例)：バルプロ酸ナトリウムとL－カルニチン→腸のSLC22Aトランスポータの競合阻害により食事からのカルニチンの吸収不良。
C：キレート、結合、複合化
(例)：シプロフロキサシン塩酸塩水和物とカルシウムイオンで吸収低下

Type Ⅲ **代謝の変化、分布容積の変化、特定の組織への分布などによるもの**
(例)：大量のチラミン（チーズなどに含まれる）とラサギリンメシル酸塩→ラサギリンメシル酸塩がチラミンの代謝を阻害し、高血圧を引き起こす（チーズ効果）。

Type Ⅳ **消失過程のトランスポーターによるもの**
(例)：ナトリウム制限とリチウム→ナトリウム制限はリチウムの再吸収を増加し、リチウム中毒を引き起こす。

〈参考文献〉
Drug-food interactions in the era of molecular big data, machine intelligence, and personalized health. *Recent Adv Food Nutr Agric* 2022；**13**：27-50.

用語Memo ①CYP3A4：シトクロムP450（CYP）の分子種の一種で肝臓に多く存在する。薬物代謝補酵素である。これが阻害されると薬物代謝が阻害される薬物がある。小腸にも発現している。

〈文献〉
1）サムチレール内用懸濁液15％ 審査結果報告書．p.364.
2）サムチレール内用懸濁液15％添付文書．16.2.1 食事の影響．2021年10月改訂.

16 薬剤と経腸栄養剤の同時投与

本症例のキーワード ▸ 相互作用・高脂肪食・薬物動態

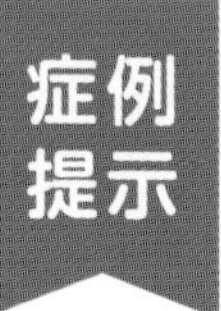

背景

事　例：50歳代、男性。
現　症：身長167 cm、体重62 kg、BMI 22.2。
診断名：急性骨髄性白血病。
現病歴：急性骨髄性白血病に対して骨髄移植後。
既往歴：胆石症、急性B型肝炎。
治療方針：急性骨髄性白血病に対して骨髄移植後の全身管理。

経過

〈移植後〉
Day 1～4：ポサコナゾール（ノクサフィル®）静注開始。
Day 4：呼吸状態の悪化あり、ICUで人工呼吸器管理を開始。
Day 7：腎障害あり、ポサコナゾール静注から内服に変更。

栄養戦略

薬剤の吸収を考慮した栄養管理を検討。

What's the problem!?

ポサコナゾール静注薬には添加物として腎障害を引き起こしやすいスルホブチルエーテルβ-シクロデキストリンナトリウムが含有されており、本例では内服薬に変更しました。ポサコナゾールの懸濁製剤（本邦未承認）は高脂肪食との併用下での使用が推奨されており、食事との相互作用が問題となりました。

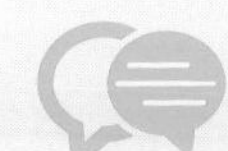

コラボレーション

経腸栄養と薬剤の同時投与

ポサコナゾールが静注から内服経管投与に変更となりましたが、海外の懸濁液体製剤は、吸収の面から高脂肪食を併用しての使用が推奨されているようです。日本の腸溶性製剤でも、高脂肪食によりAUCが1.51倍に上昇するため、粉砕により腸溶性コーティングがなくなると、より食事との相互作用が大きくなると考えられます。
経腸栄養と薬剤の同時投与は可能でしょうか？

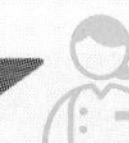
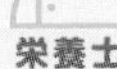

同時投与が有効なのであれば普段、白湯を経腸栄養投与前に入れていますが、この薬は経腸栄養投与後に投与してもらえばいいですね。

日本で販売されているポサコナゾール錠は腸溶性製剤であり、本来経管投与がしにくい薬剤です。粉砕すると、より食事との相互作用が問題となりそうでしたが経腸栄養と同時投与できるのであれば、治療強度を落とすことなく、静注薬による腎障害を回避できそうですね。

コラボ結果

ポサコナゾール（ノクサフィル®）とペプタメン®プレビオ（脂質割合38%）を胃管から同時投与することとなりました。

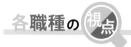

各職種の視点

薬剤の中には、吸収の過程で食事の影響を受ける薬剤があり、さらに剤型によって食事の影響が異なる薬剤が存在します。

例：イトリゾール内用液（空腹時）
　　イトリゾールカプセル（食直後）

薬剤の**剤型変更**時は食事との影響がないか注意する必要があります。

薬剤の吸収が栄養の内容（脂肪量など）と関連があるとは知らなかったので薬剤師さんとの連携が重要ですね。

ほっとくとどうなる!?

薬剤の吸収が不十分で治療効果に影響を与える可能性があります。

17 栄養と薬剤の相互作用 ～注射剤

本症例のキーワード TPN・抗菌薬・配合変化

症例提示

背景

事　例：68歳、男性。
現　症：身長170 cm、体重117 kg、BMI 36.8。
診断名：急性膵炎、敗血症性ショック、カテーテル関連血流感染(CRBSI)[1]、腹部コンパートメント症候群。
現病歴：総胆管結石に胆管膵管造影検査(ERCP)[2]後、急性膵炎を発症し入院となった。
既往歴：陳旧性心筋梗塞(OMI)[3]、脂質異常症、耐糖能異常、胆石症、睡眠時無呼吸症候群、緑内障、大腸憩室症、大腸腺腫症。
治療方針：抗菌薬による治療、急性腎障害に対し持続的血液透析(CHD)[4]を開始。

経過

Day 1：CHD開始、腹水穿刺、前医からの抗菌薬継続。
Day 2：経腸栄養を開始。
Day 4：TPN[5]（ブドウ糖注射液70％ 350 mL＋アミパレン® 200 mL＋オーツカMV® 1組＋エレメンミック® 1 A）併用開始。

用語Memo
① CRBSI：catheter related blood stream infection カテーテル関連血流感染
② ERCP：endoscopic retrograde cholangiopancreatography 内視鏡的逆行性胆管膵管造影検査
③ OMI：old myocardial infarction 陳旧性心筋梗塞
④ CHD：continuous hemodialysis 持続的血液透析
⑤ TPN：total parenteral nutrition　中心静脈栄養

What's the problem!?

Day 4：TPNの投与ルートより抗菌薬（アンピシリン）投与が行われ、
　　　　アミノ酸製剤とアンピシリンとの配合変化がありました。

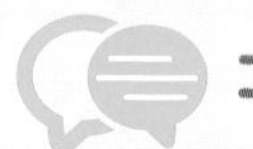 コラボレーション

TPNと抗菌薬の配合変化

経腸栄養が増量できておらずTPNの併用が必要と思います。

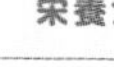

TPNを開始すると現在投与しているアミノ酸製剤とアンピシリンの**配合変化**が問題となりますね。薬剤の**投与ルート**を考える必要があると思います。

薬の配合変化については、栄養士は専門外でいつも助けてもらっています。TPN投与の間は投与ルートに注意が必要ですね。

コラボ結果

TPN投与ルートを変更し、アンピシリンを単独ルートから投与できるように投与ルートを再設計しました。

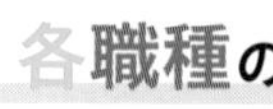

アミノ酸製剤と配合変化のある抗菌薬はいくつか存在します。メロペネムなどもアミノ酸製剤との配合により力価が低下します。TPNを開始するときは配合変化にとくに注意が必要です。

<例>

・アンピシリン→アミノレバン®との混合で87.6％（3時間）に力価低下。
・メロペネム→アミパレン®との混合で3.2％（1時間）に力価低下。

薬剤との配合変化に関しては、栄養士は専門外ということもあり常に協同が必要な分野です。

ほっとくとどうなる!?

抗菌薬の力価が低下することで、感染症治療が不十分になる可能性があります。

Coffee Break

メロペネムがアミノ酸輸液と配合不可である理由

輸液内に含まれるL-システインとプロペネムが反応することによって、力価が低下すると考えられています。比較的短時間で起こる反応であり、側管からの投与でも注意が必要です。

〈参考文献〉

L-システインが引き起こす注射用メロペネムとアミノ酸輸液製剤の配合変化．医療薬学　2013；**39**：521-527.

18 抗菌薬によるビタミンK産生抑制

本症例のキーワード ▸ 抗菌薬・ビタミンK・PT-INR

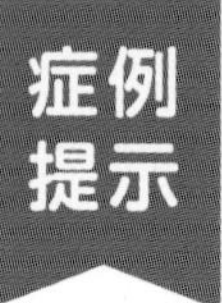

背景

事　例：70歳代、男性。
現　症：身長165 cm、体重37.4 kg、BMI 13.7。
診断名：消化管穿孔。
現病歴：腹痛あり腸穿孔にて入室。
既往歴：潰瘍性大腸炎、鼠径ヘルニア術後、大腸ポリープ。
栄養状態：BMI 16未満と高度のるい痩を認める。
治療方針：消化管穿孔術後の症例であり2週間程度は内服不可。周術期抗菌薬としてはセフメタゾールを使用。

経過

術後2週間程度は食事の経口・経腸栄養が使用不可の症例で、ハイカリック液®2号700 mL/日＋アミパレン®300 mL/日＋ビタメジン®静注用1V/日（複合ビタミンB製剤、B_1、B_6、B_{12}）＋シザナリン®1A/日（微量元素）でTPNを構成。

栄養戦略

リフィーディング症候群に注意しながら栄養増量を図る。

What's the problem!?

術後、PT-INRがベースの1.0から1.5まで徐々に延長してきました。

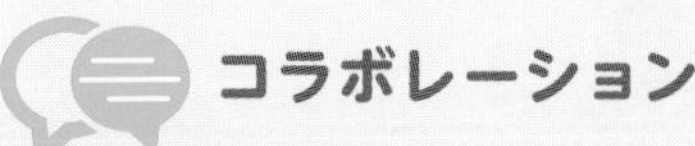

抗菌薬投与時のビタミンK欠乏に注意！

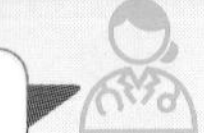

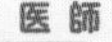

医師：PT-INRがじわじわ延長してきていますね。

薬剤師：セフメタゾール投与中ですし、腸内細菌叢の菌交代に伴うビタミンK欠乏かもしれませんね。セフメタゾールが持つNMTT❶基は肝臓でビタミンK依存性凝固因子の合成を阻害するとの報告[1)]もあります。

栄養士：現在の輸液とビタメジン®の組み合わせでは、ビタミンKが含有されていませんし摂取量不足も影響しているのかもしれませんね。

医師：ビタミンKの注射薬を単独投与するほどでもないですよね。

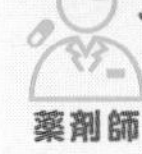

薬剤師：オーツカMV®注（経中心静脈栄養輸液用総合ビタミン剤）に変更すれば、ビタミンKも1Vあたり2 mg含有されているので厚生労働省[2)]が発表している1日の目安量は充足します。またビタミンB群やK以外のビタミン類についても投与できますよ。

コラボ結果

ビタミン剤をビタミンB群のみ含有するビタメジン®静注用から、ビタミンKを含む総合ビタミン剤であるオーツカMV®注へ変更となりました。変更翌日のPT-INRは1.23、翌々日は1.10に短縮しました。

用語Memo ❶NMTT：N-Methyl-Tetrazole-thiol（N-メチルチオテトラゾール）。NMTT基を持つ抗菌薬には留意。

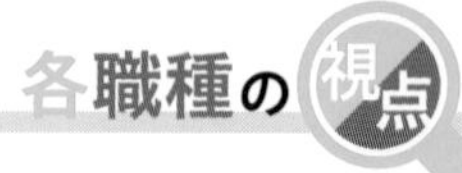

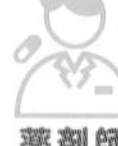

NMTT基を持つ薬剤ではPT-INRが延長する可能性があります[3)]。このような薬剤を投与中にはPT-INRの上昇リスクについて医師へ情報提供を行い、モニタリングする必要があります。またプロトロンビン低下を引き起こすセファロスポリンと出血との関連を調査した報告[4)]では、肝障害や低栄養状態もリスクとして挙げられていますから、このような患者さんではセファロスポリン系薬剤にとくに注意が必要です。

ビタミンKは脂溶性ビタミンであるため、脂肪乳剤も必要かもしれません。

ほっとくとどうなる!?

ビタミンK不足によるPT-INR上昇、凝固障害による出血リスクが上昇する可能性があります。

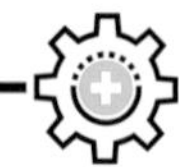

エキスパートコメディカル

N-Methyl-Tetrazole-thiol（NMTT）基を持つ薬剤（セフメタゾン®静注用添付文書第1版より）

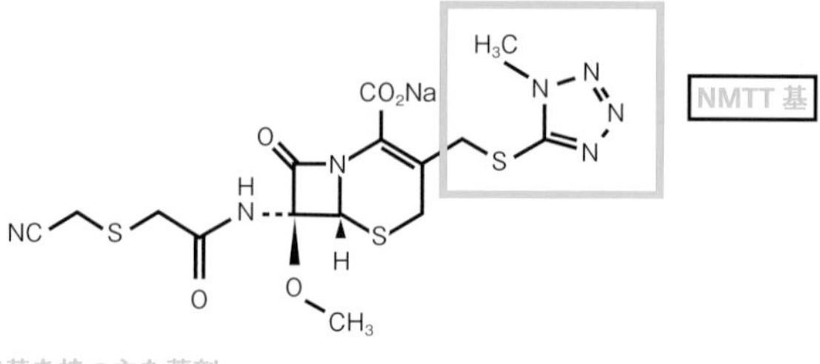

NC, S, H, N, O, CO$_2$Na, N, S, H, O, CH$_3$, H$_3$C, N, N, N, N, S

NMTT基

NMTT基を持つ主な薬剤

セフメタゾール（セフメタゾン®）、セフォペラゾン〔スルペラゾン®（合剤）〕
ラタモキセフ（シオマリン®）、セフメノキシム（ベストコール®）

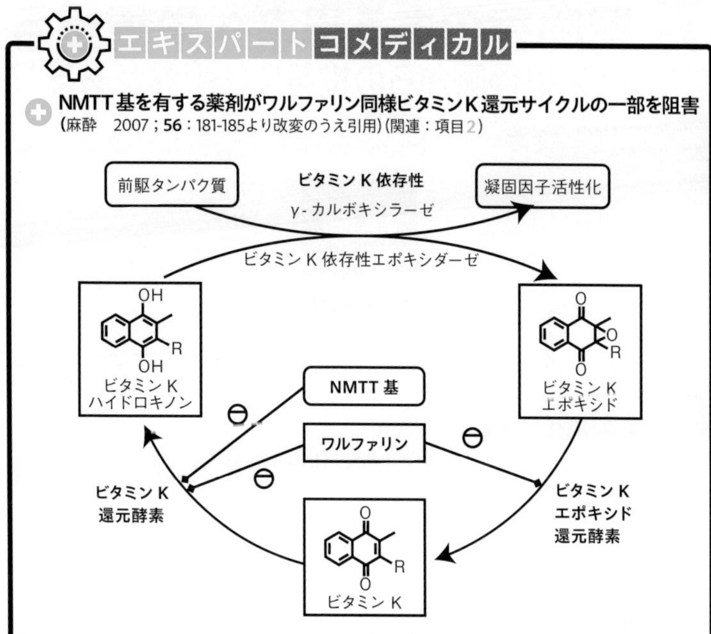

NMTT基を有する薬剤がワルファリン同様ビタミンK還元サイクルの一部を阻害
(麻酔　2007；**56**：181-185より改変のうえ引用)(関連：項目2)

〈文献〉

1) Haba Y, Akizuki H, et al：Hypoprothrombinemia during cefmetazole treatment；a case report. *Am J Case Rep*　2022；**23**：e936712.

2) 厚生労働省：日本人の食事摂取基準（2020年版）. https：//www. mhlw. go. jp/content/10904750/000586553.pdf.

3) Chen LJ, Hsiao FY, et al：Use of hypoprothrombinemia-Inducing cephalosporins and the risk of hemorrhagic events；a nationwide nested case-control study. *PLoS One*　2016；**11**：e0158407.

4) 堀　誠治：抗菌薬の副作用とその発現機序―濃度依存的な副作用を中心に. 日化療会誌　2004；**52**：293-303.

19 腎障害のある患者へ栄養投与 〜末梢静脈からの投与には限界がある⁉

本症例のキーワード 腎障害・透析患者・静脈栄養+経腸栄養 併用

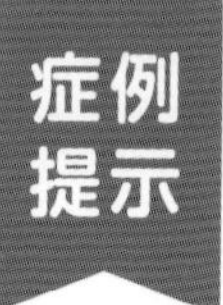

背景

事　例：70歳代、男性。
現　症：身長163 cm、体重44 kg、BMI 16.5。
診断名：多発性腎嚢胞。
現病歴：慢性腎不全のため週3回透析中。20年以上前より多発性嚢胞腎を指摘されており手術目的に入院。
既往歴：高血圧症、不眠症、うっ血性心不全。
栄養状態：BMI 18.5未満のるい痩で、食事摂取量は少なかったことがうかがえたが、欠食期間はなく、ここ最近の体重減少はない。
治療方針：両側腎摘除術を施行、抗菌薬治療も並行して行い、術後管理中。経静脈的栄養（ビーフリード®）から開始予定。

経過

Day 1：入院（食事摂取は良好）。
Day 6：両側腎摘除手術施行。
Day 7：末梢静脈より栄養開始。

栄養戦略

アミノ酸配合輸液ビーフリード®単独で投与開始。

What's the problem !?

単独の経静脈的栄養のみでは必要栄養量に満たない可能性。

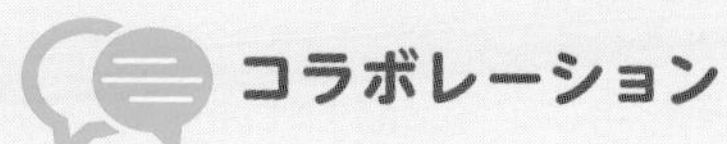

腎障害のある患者さんにアミノ酸配合輸液（ビーフリード®1,500 mL/日）単独で開始となりそうです。

もともと食事は摂れていたので、もう少し栄養を入れてあげたいですね。

透析患者さんなのであまり水分を入れたくないですね。

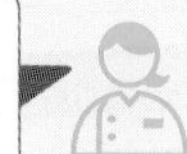

それでしたら、脂質を入れてはどうでしょうか。消化管も問題なさそうであれば経腸栄養も併用していきたいですね。

コラボ結果

ビーフリード®1,000 mL＋イントラリポス®20％100 mL＋ビタミン・微量元素・食物繊維含有の補助飲料から開始することになりました。

各職種の視点

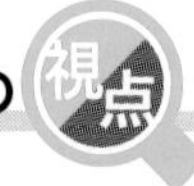

腎障害・心不全のある患者さんには静脈栄養による水分付加が問題となることがあります。
ブドウ糖で栄養量を上げたくても、末梢静脈ルートから投与できるブドウ糖濃度は10％が限度です。そのため、

末梢静脈ルートでの経静脈栄養量は常に水分量が問題となってきます。またアミノ酸配合輸液は、高度の腎障害には添付文書上、「重篤な腎障害のある患者又は高窒素血症の患者には禁忌」となっています。
透析または血液濾過を実施している患者は当初の禁忌から除外されましたが、いずれの場合にも水分、電解質の過剰投与、アミノ酸の代謝産物である尿素などが滞留する懸念はあり、モニタリングが必要です。
上記のような懸念がある場合、脂質を投与することで水分量を少なく抑え、一方で投与エネルギーを保つことができます。10％、20％製剤がありますが、20％製剤であれば200 kcal/ 100 mLを確保できます。また、できるだけ消化管を利用した栄養への移行を促していくのもひとつの解決手段といえるでしょう。

脂質（イントラリポス®20％）：200 kcal/ 100 mL
糖質（10％ブドウ糖）：40 kcal/ 100 mL
アミノ酸（アミパレン®）：40 kcal/ 100 mL

静脈栄養は、水分量と含まれるエネルギーを知っておく必要がありますね。

ほっとくとどうなる!?

必要栄養量の投与ができず離床の遅れ、リハビリテーション介入の遅れなどが懸念されます。

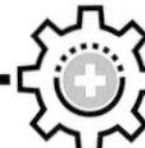

エキスパートコメディカル

1,200kcalで比較した経腸栄養と静脈栄養の水分量

静脈栄養はTPNでないと水分節約はできずPPNではさらにタンパク質が過剰となる。

	経腸栄養（EN）		経静脈栄養（PN）	
	1 mL= 2 kcal	1 mL= 1 kcal	TPN	PPN
	アイソカル®100	MA-ラクフィア	70 %Tz 300 mL、アミパレン® 400 mL、総合ビタミン、電解質 20 %イントラリポス® 100 mL	ビーフリード® 2,000 mL 20 %イントラリポス® 200 mL
投与量	600 mL	1,200 mL	800 mL	2,200 mL
水分	420 mL	1,016 mL	800 mL	2,200 mL
エネルギー(kcal)	1,200	1,200	1,200	1,240
タンパク質(g)	48	48	40	60
NPC/N 比	131	131	163	104

Tz：ブドウ糖
NPC/N 比（非タンパクカロリー / 窒素比）
TPN：total parenteral nutrition（中心静脈栄養）
PPN：peripheral parenteral nutrition（末梢静脈栄養）

チョイスplus 静脈栄養での脂肪乳剤不使用は、粗食

脂質がほとんど含まれないお粥と鶏のささみという粗食でも脂質はゼロではありません。脂肪乳剤を併用しない静脈栄養では、必須脂肪酸がゼロになってしまうことを知っておきましょう。

ビーフリード®

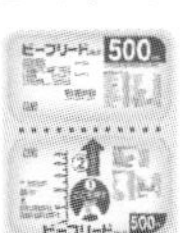

500mL
エネルギー：210kcal
タンパク質：15g
脂質：0g
糖質：37.5g
ビタミン B_1 のみ

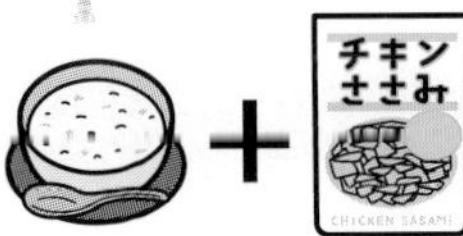

全粥230g＋鶏ささみ肉60g
エネルギー：210kcal
タンパク質：16g
糖質：0.7g

エネフリード®

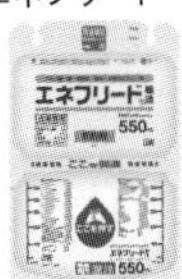

550mL
エネルギー：310kcal
タンパク質：15g
脂質：10g
糖質：37.5g
水溶性ビタミン９種

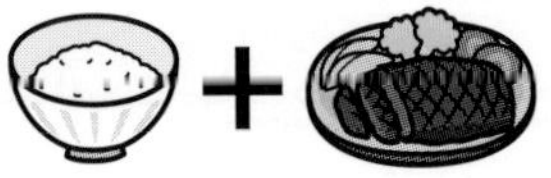

ご飯100g＋牛ヒレ肉70g＋野菜
エネルギー：300kcal
タンパク質：16g
糖質：8g

20 ENが急に中止、栄養はどうする!?

本症例のキーワード 経腸栄養・TPN・電解質

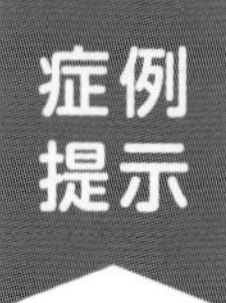

背景

事　例：40歳代、女性。
現　症：身長163 cm、体重68 kg、BMI 25.6。
診断名：劇症型心筋症。
現病歴：心原性ショックのため搬送。
既往歴：基礎疾患なし。
栄養状態：基礎疾患はなく栄養状態は問題なし。
治療方針：劇症型心筋炎に対してVA-ECMO管理を開始した。

経過

劇症型心筋症にて当院へ転院になりVA-ECMO＋IABPでの管理となる。栄養として中心静脈栄養（TPN）＋経腸栄養（EN）投与中であるも、循環不全のためENはいったん中止にすることとなる。

栄養戦略

ECMO管理中は水分過剰状態にならないよう注意が必要でEN、TPNともに水分量に留意。

What's the problem!?

〈栄養メニュー〉

・TPN　70%ブドウ糖 150 mL＋アミパレン® 200 mL（700 kcal、タンパク質 20 g）

・イントラリポス® 20% 100 mL (180 kcal)
・EN：アルジネード® 125 mL、ブイ・クレスCP 10 250 mL (260 kcal、タンパク質 29 g)

Total　1,140 kcal　タンパク質 49 g

上記を投与していましたが、循環不全もありENが中止となりました。

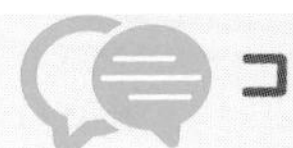

コラボレーション

ENが急に中止！

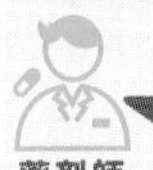

薬剤師：ENが中止となるのでTPNの増量が必要でしょうか？

栄養士：経腸栄養分を補うのでしたら、
<栄養メニュー>

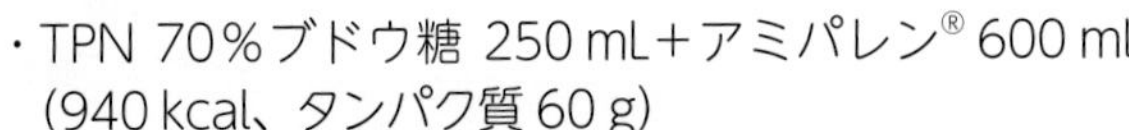

・TPN 70％ブドウ糖 250 mL＋アミパレン® 600 mL (940 kcal、タンパク質 60 g)
・イントラリポス® 20% 100 mL (180 kcal)

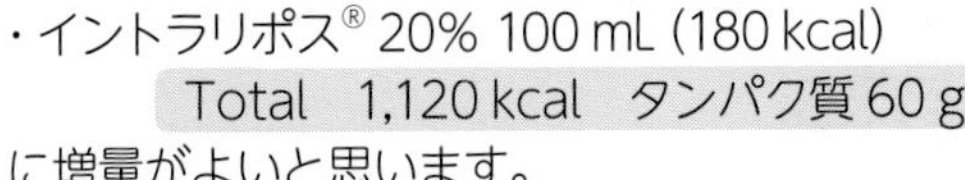

Total　1,120 kcal　タンパク質 60 g

に増量がよいと思います。

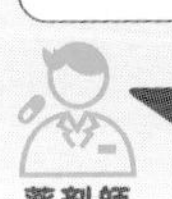

薬剤師：ブイ・クレスCP 10やアルジネード®を中止にすることでほかの影響はありますか？

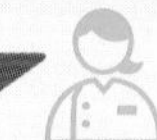

栄養士：ブイ・クレスCP 10やアルジネード®に含まれるビタミンは高濃度輸液用のビタミン製剤で補えますが電解質、とくに亜鉛やリンは電解質輸液（シザナリン®には 1 A に亜鉛 3.9 mg、鉄 2 mg、リンは含有なし）では補充できずさらに低下する可能性があります。（*ブイ・クレスCP 10 250 mLには亜鉛 12 mg、アルジネード® 125 mLには亜鉛 10 mg、鉄 7 mg含まれる）
ですので、医師に亜鉛のモニタリングを依頼しましょう。

コラボ結果

ENの中止に対して投与エネルギー量の変化と必要エネルギー量を評価し、適切にTPNを増量することができました。

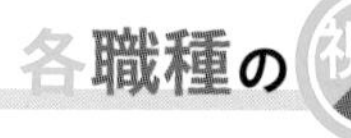
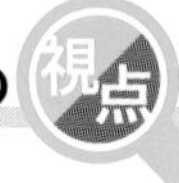

各職種の視点

ICUでは病態によりENが中止・減量されたり、速度調整をすることが少なくありません。
栄養が中止となった場合、投与カロリーが大幅に減量し、栄養管理や血糖値に影響を及ぼすことがあるため注意が必要です。カロリーやタンパク質のみならず微量元素やそのほかの栄養素の不足にも注意を払います。

ECMO管理中は水分過剰にも注意する必要があります。電解質の推移にも注目しましょう。

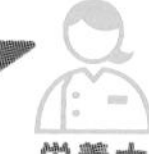

ほっとくとどうなる!?

投与カロリー不足や微量元素、電解質の不足を招く可能性があります。

21 経腸栄養と中心静脈栄養

本症例のキーワード 総合ビタミン製剤·微量元素製剤·胃内残留量

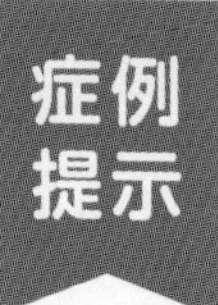

背景

事　例：60歳代、男性。
現　症：身長168 cm、体重59.4 kg、BMI 21.0。
診断名：急性間質性肺炎。
現病歴：急性間質性肺炎に対してステロイドパルス、VV-ECMO下で治療。VV-ECMO離脱後、人工呼吸管理を継続中。
既往歴：高血圧。
治療方針：急性間質性肺炎に対して肺保護戦略を行い人工呼吸器の離脱を目指す。

経過

前医でステロイドとシクロホスファミド（エンドキサン®）のパルス療法を施行。
Day 1：VV- ECMO挿入。
Day 13：VV- ECMO離脱。
Day 14：気管切開術施行。

What's the problem!?

Day 15：ペプタメン®AF 600 mL+サンファイバー® 3包/日に対して胃内残留量が500 mL/日ありました。
TPN組成は70％ブドウ糖注射液 90 mL+アミパレン®輸液400 mL。
Day 16：ペプタメン®AF 300 mL＋サンファイバー® 3包/日投与の

指示（実際は1回分スキップのためペプタメン®AF 200 mL+サンファイバー® 2包のみ投与）に対して、胃内残留量が600 mL/日となりました。
TPN組成は70 %ブドウ糖注射液 250 mL+アミパレン®輸液 500 mL。

コラボレーション

経腸栄養の吸収改善に薬剤の力を！

200 mL/日の経腸栄養（EN）投与に対して、胃内残留量が600 mL/日となっておりENはほとんど吸収されていない可能性があります。

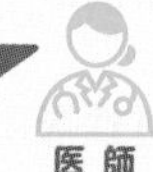

そうですね。ペプタメン®AFは150 mL/日に減量し、中心静脈栄養（TPN）のカロリーをさらにアップで対応しましょう。

ENと併用していたため、現在のTPNには総合ビタミン製剤と微量元素製剤を混注していません。ENがほとんど吸収されていないのであれば、ENからのビタミンや微量元素の吸収も期待できないため、TPNへの混注を開始しましょう。入院時より持続静注でオピオイドを投与しており、オピオイドによる消化管運動低下が薬剤性の原因として考えられます。対策としての末梢性オピオイド受容体拮抗薬のナルデメジンはすでに投与となっており、ピコスルファートや大建中湯、酸化マグネシウム、六君子湯、パンテチン注といった消化管運動促進薬や緩下剤の投与もすでに指示投与いただいていますね。

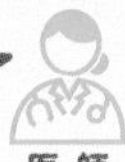

薬剤による対応は行っているので、リハビリをしっかりやって消化管の動きをよくしてもらうのも重要ですね。

コラボ結果

ENの吸収不良を評価しTPNをカロリーアップしました。またTPNに総合ビタミン製剤と微量元素製剤が追加になりました。
消化管運動低下に対して対策を行いました。
<変更後のTPN組成>

・70％ブドウ糖注射液	250➡300 mL
・アミパレン®輸液	500➡700 mL
・オーツカM®注	1キット
・シザナリン®配合点滴静注液	1A

各職種の視点

ENとTPNを併用する場合は、カロリーや三大栄養素だけでなく電解質やビタミン、微量元素の投与量にも注意が必要です。
またENは投与されていても腸管から吸収されなければ意味がありません。ENの不足分をTPNで補うため、ENがきちんと吸収されているかの評価はTPNの処方監査において大切なポイントです。

オピオイドなどによって消化管運動が低下している場合のEN開始には、排便状況も確認し早めの消化管運動促進薬の投与検討が必須です。可能なかぎり、ENでの栄養増量を図りたいところです。
またEN投与量によるビタミンや微量元素が充足できているかの確認も必要となります。

ほっとくとどうなる!?

ENの吸収不良、栄養状況の悪化を招く可能性があります。

22 下痢発症! 栄養どうしよう!?

本症例のキーワード 食物繊維・投与速度・排便コントロール

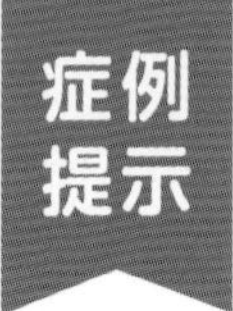

背景

事　例：70歳代、女性。
現　症：身長148 cm、体重58.5 kg、BMI 26.7。
診断名：大動脈損傷、下顎骨折。
現病歴：バイク運転中に乗用車と衝突し受傷。
既往歴：めまい、発作性心房細動。
栄養状態：入院前は通常の食生活を営む。
治療方針：大動脈損傷に対して胸部大動脈ステントグラフト内挿術(TEVAR[1])、下顎骨多発骨折に対して手術を予定。

経過

Day 1：TEVAR施行。
Day 4：C4-7椎弓形成術、気管切開術。

What's the problem!?

Day 2：ペプタメン®AF 40 mL/時、240 mL/日で経腸栄養開始。
Day 3：便秘のためピコスルファート開始。
Day 9：下痢症状が出現。
Day 10：ピコスルファートを中止するも下痢症状が持続。

用語Memo [1] TEVAR：thoracic endovascular aortic repair 胸部大動脈ステントグラフト内挿術

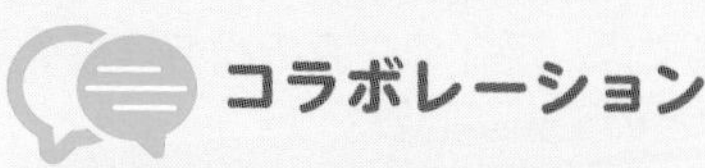

経腸栄養の下痢回避作戦

下痢症状があります。下痢を起こすような薬剤については中止し、抗菌薬も中止にしていますが頻回便持続しています。整腸剤は開始しましたが、現在使用しているペプタメン®AFはどうでしょうか？

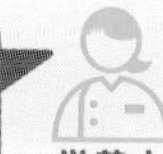

ペプタメン®AFには食物繊維が入っていないため、食物繊維を追加することが必要ですね。

変更したペプタメン®AFは 300 mL/時で開始の指示があります。下痢症状のある患者さんとして流速は問題ないでしょうか？ 栄養との相互作用が問題となる薬剤は使用していないので、**投与速度**を遅くすることは問題ないです。

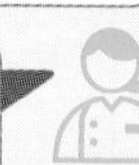

投与速度が早過ぎますね。下痢改善まで 100 mL/時程度まで速度を落として投与してはどうでしょうか？

コラボ結果

投与速度を緩め、症状の増悪なく転院となりました。

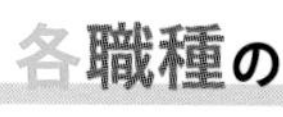
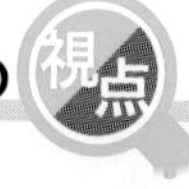

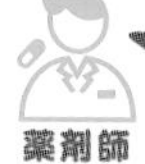

下痢症状は薬剤だけでは止めることが難しい場合もあります。整腸剤、止瀉剤以外の介入として栄養剤の浸透圧を考慮することは重要です。

浸透圧を下げるには、現在の栄養の投与速度を半分程度に変更するなどの工夫が必要です。
また、日本版重症患者の栄養療法ガイドライン2016[1)]にもあるように、下痢の際には水溶性食物繊維の投与が推奨されています（Coffee Break参照）。

ほっとくとどうなる!?

下痢症状の継続によりQOLが低下します。
止しゃ薬の投与量や種類の増加によりポリファーマシーとなります。

Coffee Break

食物繊維

CQ 4：食物繊維は投与するか？

A 4：可溶性食物繊維は下痢で難渋する症例に使用を考慮することを弱く推奨する　**2C**

➡ペクチンやグアーガムなどの水溶性食物繊維は、消化管内容物の粘性を高める効果がある。

〈文献〉
1）一般社団法人日本集中治療医学会、重症患者の栄養管理ガイドライン作成委員会（編）：日本版重症患者の栄養療法ガイドライン 総論2016＆病態別2017（J-CCNTG）ダイジェスト版.2018；p.246.

23 低体重（低BMI）は栄養開始注意！

本症例のキーワード リフィーディング症候群・TPNキット製剤・投与カロリー

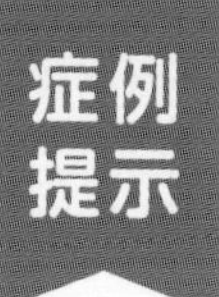

背景

事　例：70歳代、男性。
現　症：身長171 cm、体重42.6 kg、BMI 15.6。
診断名：低血糖性脳症、誤嚥性肺炎、イレウス。
現病歴：低血糖性脳症にて意識障害あり。排痰不良から痰閉塞、低酸素ありICUへ入室。
既往歴：胃癌、胆のう摘出、虫垂切除、左鼠径ヘルニア。
治療方針：人工呼吸器管理、肺炎治療。

経過

Day 1：人工呼吸器管理開始。
Day 5：気管切開術。

栄養戦略

TPN投与中だが、製剤の変更予定や脂肪乳剤の追加もあり、合わせて560 kcal/日（エルネオパ® 1号1,000 mL）から1,020 kcal/日（エルネオパ® 2号1,000 mL + 20 %イントラリポス® 100 mL）に増量予定。

What's the problem!?

低体重・低BMIのため再栄養に伴うリフィーディング症候群のリスクあり。

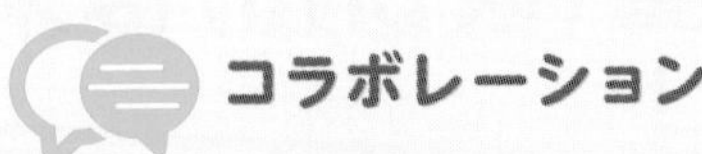

リフィーディング症候群高リスクの栄養は？

リフィーディング症候群のリスクがあるとなると、TPN、脂肪乳剤を合わせたときのカロリー量が不安ですね。どのくらいの間隔で増量していくのがよいでしょう？

リフィーディング症候群は多量の糖質投与で起こりやすいため、糖液の増量は慎重に行う必要があります。本来はBW(42.6) × 5 kcal= 213 kcal以内からの開始が望ましかったと思われます。

エルネオパ® 1号 1,000 mL (560 kcal) でも過剰だったということですね。電解質フォローしながら慎重に増量していくのがよさそうですね。

脂肪乳剤 (イントラリポス®) は 0.1 g/kg/時 以下の投与速度が推奨されているため、20 %脂肪乳剤であれば体重 (BW)× 1/2 = 20 mL/時以下の速度が望ましいです。100mLだと5時間かかることも知っておくとよいですね。

コラボ結果

リフィーディング症候群の高リスク症例であり、NICEガイドライン[1)] (BW× 5 kcalから開始し、1週間かけて 2～4 kcal/日ずつの増量が好ましい) に沿い 660 kcal/日に減量。TPNの流速を減速、脂肪乳剤を隔日投与に変更。

〈電解質の推移〉

	Day1	Day2	Day3	Day5
リン (mg/dL)	0.8	0.7	1.4	2.8
マグネシウム (mg/dL)	1.8	1.8	1.8	1.9

各職種の視点

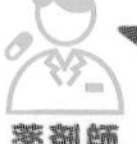

中心静脈栄養剤は、同じ商品名でも規格によりカロリーや電解質の量が異なります。栄養剤が変更されたときは投与されているカロリー量に注意が必要です。
TPNのキット製剤では画一的な投与カロリーとなってしまい、とくに本症例のようにリフィーディング症候群のリスクがある場合では注意が必要で、投与カロリーを制限し徐々に増やしていくことが肝心です。

TPN・PPNともに、水分量やエネルギー、ブドウ糖の量は把握しておくことが大切といえますね。

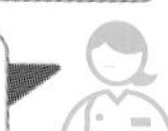

ほっとくとどうなる!?

リフィーディング症候群によりさらなる電解質低下を引き起こす可能性があります。

エキスパートコメディカル

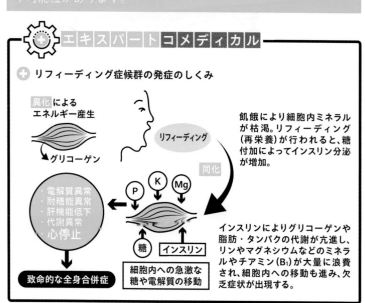

リフィーディング症候群の発症のしくみ

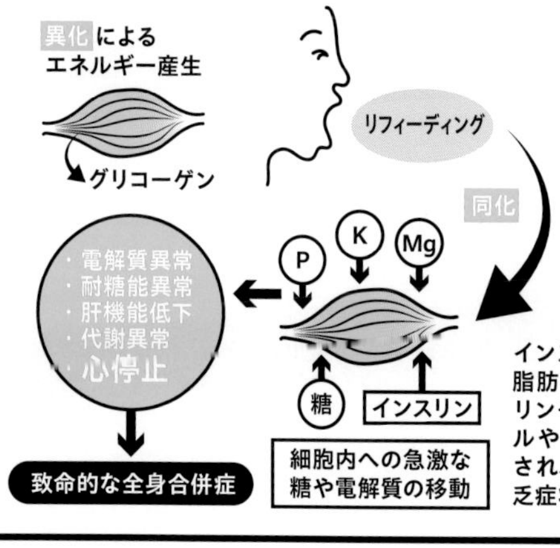

異化によるエネルギー産生

グリコーゲン

リフィーディング

飢餓により細胞内ミネラルが枯渇。リフィーディング（再栄養）が行われると、糖付加によってインスリン分泌が増加。

同化

P　K　Mg

・電解質異常
・耐糖能異常
・肝機能低下
・代謝異常
・心停止

糖　インスリン

細胞内への急激な糖や電解質の移動

致命的な全身合併症

インスリンによりグリコーゲンや脂肪・タンパクの代謝が亢進し、リンやマグネシウムなどのミネラルやチアミン（B_1）が大量に浪費され、細胞内への移動も進み、欠乏症状が出現する。

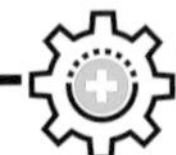

エキスパートコメディカル

リフィーディング症候群について

表1　高リスク患者

・神経性食思不振症	・慢性的低栄養や低体重
・アルコール依存や多飲	・PPI、利尿剤長期使用者
・食事摂取不良期間が長い	・担癌患者
・コントロール不良な糖尿病	・透析患者

表2　リフィーディング症候群のリスク評価

以下の2項目以上を有する	以下の1項目以上を有する
・BMI < 18.5 ・5%/月以上の体重減少 ・5日以上の摂取減少や絶食 ・アルコール多飲、インスリン ・化学療法 ・PPI ・利尿剤・血液透析	・BMI < 16 ・3%/月以上の体重減少 ・10日以上の摂取減少や絶食 ・血清カリウム、リン、マグネシウム低値

表3　栄養投与方法

・10kcal/kg/日の少量で開始 （BMI < 14 or 15日以上絶食患者は 5kcal/kg/日） 4～7日かけて 5kcal/kg/日ずつ増量
・ビタミン B_1（200～300mg/日）の補充をただちに開始 3～10日程度継続する

〈参考文献〉
NICE guideline Published；23 May 2017. Last updated：16 December 2020. www.nice.org.uk/guidance/ng69

〈文献〉
1）NICE guideline：Eating disorders；recognition and treatment. Published；23 May 2017. Last updated：16 December 2020. www.nice.org.uk/guidance/ng69

24 「薬しか最近はのめていません」と言われたら?

本症例のキーワード リフィーディング症候群・ビタミン B_1・低リン血症

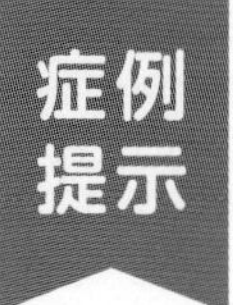

背景

事　例：30歳代、女性。
現　症：身長158 cm、体重54kg、BMI 21.7。
診断名：細菌性肺炎による敗血症。下垂体機能の低下。
現病歴：入院数日前より38度の発熱があり食事がほとんど食べられなくなった。その後、意識障害により搬送され、心肺停止となり心肺蘇生処置を実施。心拍再開後にICUに入院。
既往歴：心房中隔欠損症、関節リウマチ。
栄養状態：BMIからは低栄養とはいえないが聞き取りにより食事の摂取不良期間があったことがわかり、すでに電解質も低値で栄養状態は不良と考えられた。
治療方針：意識障害に対する原因検索。

経過

Day 1：蘇生後も意識障害が持続しており人工呼吸管理を継続、体温管理療法を開始。

What's the problem!?

経腸栄養（EN）開始に伴うリフィーディング症候群の発症が懸念されました。

コラボレーション

患者さんから直前まで薬はのんでいたが、食事は数日前からしんどくて食べられていなかったそうです。

リフィーディング症候群のリスクが高そうですね。糖の投与は始まりますか？

明日から輸液に糖が入りそうですね。ビタミンB_1を早めに投与したほうがよさそうです。低ナトリウムもあるのでナトリウム補正もしています。

リンの測定もしてもらいましょう。

コラボ結果

Day 2：ビタミンB_1投与。ナトリウム値 127 mEq/L。
脳浮腫があることから低ナトリウム血症に対するナトリウム補正を開始。

Day 3：ENを少量で開始。カリウム 3.2 mEq/L、リン 2.4 mg/dLと低め。
ペプタメン®AF＋リン酸ナトリウム（リン補充）、ブイ・クレスCP 10（亜鉛補充）投与。

Day 4：ナトリウムが正常化（139 mEq/L）。

Day 7：カリウム（3.6 mEq/L）、リン（3.2 mg/dL）となり正常化。

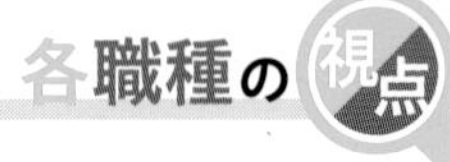

各職種の視点

リフィーディング症候群は飢餓状態にある低栄養患者さんが、栄養を急に摂取することで起こるとされていま

す。長期の飢餓状態にあると細胞内も糖質不足の飢餓状態になり、生命活動に必須のエネルギー媒介物質であるATPの産生が低下します。同時に慢性的に電解質も不足状態にあり、細胞内に多い電解質（カリウム、マグネシウム、リン）も低下しています。この状況下で急に栄養（糖）が投与されると、糖をATPの産生に使用するため必要なリンが供給されます。リンは組織への酸素の供給に関わる成分でもあるため、組織への酸素供給が低下してしまいます。そのため、飢餓状態（ATP・電解質が低下している状況下）に急激に大量の糖を投与すると、低リン血症を惹起し、脳、心臓、肝臓などの重要臓器へのエネルギー・酸素供給に障害が起こります。（「リフィーディング症候群の発症のしくみ」（91頁）も参照）
また、患者さん自身、体調が悪いとき食事よりも薬剤を優先的に服用するケースが散見されます。
薬剤の中には**飢餓状態下の服用でより効果が増強**し検査値や電解質異常、血糖異常を起こしている場合もあります。たとえば、血糖降下薬やビタミンKと相互作用のあるワルファリン、免疫抑制剤であるタクロリムスやシクロスポリンなどが挙げられます。そのため、**薬剤の最終投与と食事の最終摂取が乖離**していないかを留意しておく必要があります。

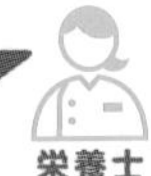

リフィーディング症候群のリスク評価判定（92頁参照）は重症患者さんではとくに重要です。BMIや体重減少、アルコール摂取状況の確認とともに、**入院前の食事の摂取状況**の聞き取りが大切であると気づかされた症例です。薬剤師さんが持参薬などの聞き取りをする際に、食事の摂取状況も聞き取ってもらえると**二重でリスクを防ぐ**ことができます。

ほっとくとどうなる!?

リフィーディング症候群による電解質の低下をきたします。

チョイスplus 低ナトリウム血症

低ナトリウム血症は痙攣や意識障害の原因になります。しかし急激にナトリウムを補正すると、浸透圧性脱髄症候群（ODS）を引き起こし、意識・運動障害や痙攣症状が新規に発生もしくは再燃する場合があります。そのため急性低ナトリウム血症であれば<10mEq/L/24時間、慢性低ナトリウム血症であれば<8mEq/L/24時間を目標とした補正が望ましいとされ、補正を行う際は、数時間間隔で血清ナトリウム値を確認する必要があります。

実践例 低ナトリウム血症を3% NaCl（生理食塩水400mL＋10%塩化ナトリウム補正液120mL）で補正をする場合は、0.5～1.0 mL/kg/時の速度で開始し2～3時間ごとにナトリウム値を確認し、上昇が0.5～1.0 mEq/L/時となるように調節します。

3%NaClの作り方

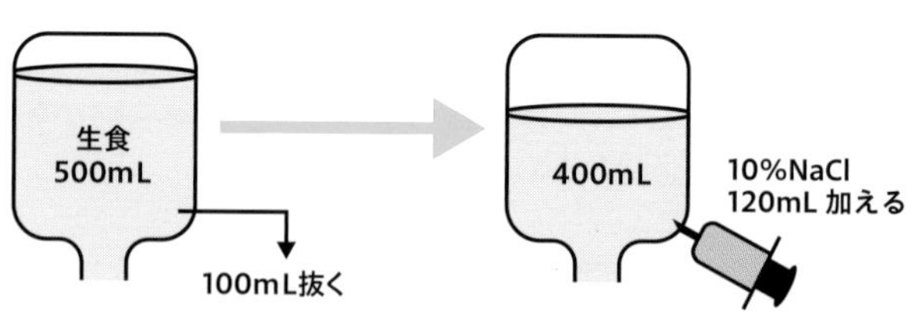

Coffee Break

誤解だった!?

豊臣秀吉が兵糧攻め（鳥取城の戦い）の後に投降兵に粥をふるまった際、次々と投降兵が死亡したのは毒を盛ったからだといわれますが、昨今、この事象はリフィーディング症候群で誤解であったと考えられています。

25 薬剤に含まれる糖に注意

本症例のキーワード リフィーディング症候群・るい痩・ビタミン B_1

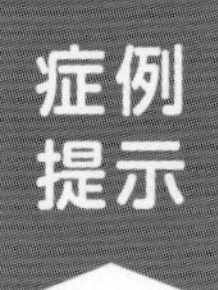

背景

事　例：80歳代、男性。
現　症：身長156 cm、体重38 kg、BMI 15.6。
診断名：敗血症性ショック、尿路感染症。
現病歴：施設入所中、発熱と呼吸状態の悪化にてかかりつけ医の診察あり。SpO_2 低下と頻呼吸、意識障害のため紹介搬送される。
既往歴：レビー小体認知症、高血圧、直腸癌。
栄養状態：BMI 16未満と高度の栄養障害あり。
治療方針：尿路感染症に対して抗菌薬治療を開始した。意識障害の精査を進める。

経過

リフィーディング症候群のリスクがある症例のため、1日あたりの投与エネルギー量を120 kcalに設定していた。意識障害について、ウェルニッケ脳症の可能性を疑われ、フルスルチアミン120 mL（ビタミン B_1 誘導体300 mg）を投与した。

What's the problem!?

入院後に低血糖を生じ50％ブドウ糖液20 mLを3回投与。結果、入院初日に216 kcal（5.7 kcal/kg）の投与となり、翌日の血液検査では低カリウム血症、低リン血症、低マグネシウム血症といった電解質異常がみられました。

〈電解質の変化〉

カリウム：3.8 ➡ 3.0 mEq/L
リン：3.0 ➡ 1.7 mg/dL
マグネシウム：2.0 ➡ 1.5 mg/dL

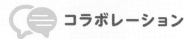

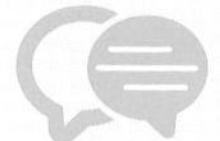

コラボレーション

隠れたブドウ糖の正体は

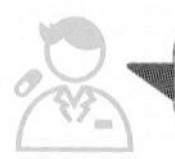

電解質が低下していますね。

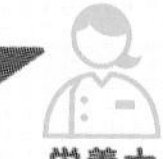

BMIが16未満なのでリフィーディング症候群に注意が必要ですが、リフィーディング症候群を発症しているのでしょうか？　エネルギーが含まれるのはブドウ糖液の40 kcal×3回で120 kcalで設定した目標内だと思うのですが。

フルスルチアミンにも20 mLあたりブドウ糖4 gが含まれているので、ここからもエネルギー投与されていますね。ビタミンB_1投与であれば、ブドウ糖が含まないビタメジン（シアノコバラミン、チアミンジスルフィド、ピリドキシン）の併用も提案しましょう。

コラボ結果

ビタミンB_1投与時に、ブドウ糖が含まれるフルスルチアミンのみではなくビタメジン（シアノコバラミン、チアミンジスルフィド、ピリドキシン）（チアミン塩化物塩酸塩として100 mg）を併用することで、投与糖質量を少なくすることが可能となりました。

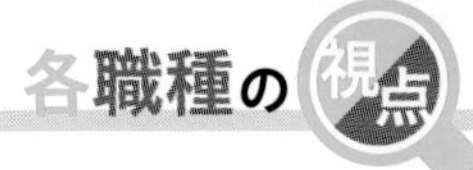

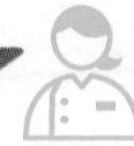

BMI<18.5、特に<16やアルコール多飲、食事摂取不良が1週間以上の患者さん情報がある場合はリフィーディング症候群に注意し、体重あたり5～10 kcal/日からの栄養投与とします。

薬剤にはブドウ糖が含まれるものもあるため、栄養管理の際は**薬剤に含まれる栄養素**にも注意し栄養士さんと連携することが大切です。とくにリフィーディング症候群時は投与エネルギー量が制限されており注意が必要です。

ほっとくとどうなる!?

ブドウ糖が含まれる薬剤の使用により、投与エネルギーが目標量を上回ってしまう可能性があります。

Coffee Break

糖質を含む薬剤の例

フルスルチアミン®注 50 mg（持続型ビタミンB_1） 1管 20 mL
➡ブドウ糖 4 g含有
グリセオール®注（頭蓋内圧亢進・頭蓋内浮腫治療剤、眼圧降下剤）1袋 200 mL
➡果糖 10 g含有
イノバン®注 0.3%シリンジ 1筒 50 mL
➡ブドウ糖 2.5 g含有
コアテック®注SB 9 mg 1バッグ
➡ブドウ糖 7.05 g含有
ザイボックス®注射液 600 mg
➡ブドウ糖 15.072 g含有
ドブタミン®持続静注 150 mgシリンジ 1筒 50 mL
➡ブドウ糖 2.5 g 含有
ニトログリセリン®点滴静注 25 mg/ 50 mL
➡ブドウ糖 2.5 g含有

26 アルコール多飲患者の電解質異常

本症例のキーワード リフィーディング症候群・アルコール多飲・投与カロリー

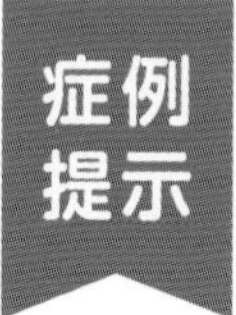

背景

事　例：50歳代、男性。
現　症：身長172 cm、体重59 kg、BMI 19.6。
診断名：食道静脈瘤破裂。
現病歴：前日から吐血を6回繰り返し、呼吸が荒くなったため家族が救急要請。アルコール多飲で禁酒入院もしたが断酒できず、他院にも静脈瘤破裂で複数回入院した経歴あり。
治療方針：気管挿管後、上部消化管内視鏡予定。

経過

輸液はソリューゲン®G 40 mL/時のほか、肝硬変があるためアミノレバン® 500 mLも併用。
夜間の低血糖があり50 %ブドウ糖液20 mLを100 mL投与。
Total 560 kcal/日（9.5 kcal/kg）。

What's the problem!?

もともと電解質が低くアルコール多飲であったためリフィーディング症候群となり、さらにリンとカリウム値が低下。

血清カリウム：4.6➡3 mEq/L
リン：1.1➡0.6 mmol/L
マグネシウム：1.9➡1.6 mg/ dL

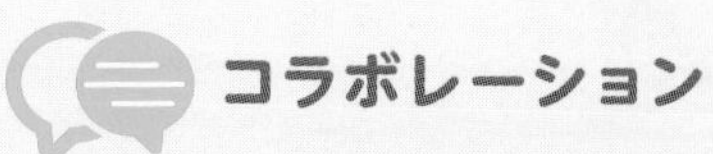

アルコール多飲症例の対応

アルコール多飲歴があり入室時から電解質がほぼ低値です。ビタメジンの投与をお願いしました。

リフィーディング症候群のリスク判定基準（92頁参照）でこの患者さんは、アルコール多飲と電解質低値の2点があてはまり高リスクです。輸液は糖液の量を考える必要があります。また肝不全があればアミノレバン®も投与されることが多く、投与エネルギーにも注意しながら電解質フォローの継続が必要ですね。リフィーディング症候群リスクありの場合は、体重×5～10 kcalから開始することが推奨されているので糖液の投与量に注意する必要があります。

電解質の補正も提案してみましょう。

コラボ結果

リフィーディング症候群のリスクを確認し、投与カロリーの調節、電解質補正を行うことで電解質低下の悪化を防ぐことができました。

血清カリウム：3.0 ➡ 3.0 ➡ 3.2 mEq/L
リン：0.6 ➡ 1.6 ➡ 1.4 mmol/L
マグネシウム：1.6 ➡ 1.9 ➡ 2 mg/dL

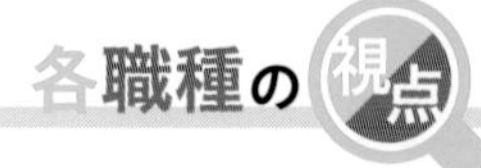

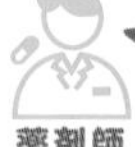

薬剤師

リフィーディング症候群のリスクがある場合、投与カロリーの制限がありますが輸液内の糖質も考慮する必要があります。例えば、今回のソリューゲン®Gでは5%のブドウ糖、ソルデム®3Aなどの維持輸液では4.3%程度のブドウ糖を含むため、1L投与で160～200 kcal程度の糖質によるカロリー投与となります。
そのほかにも糖質を含む薬剤はあり、注意が必要です。

栄養士

リフィーディング症候群のリスクがある患者さんは低血糖にもなりやすく高濃度ブドウ糖液を複数回投与されることもあり、ここからのエネルギーも過剰投与の原因となります。
アルコール多飲があればウェルニッケ脳症も危惧され、フルスルチアミン®投与もありさらに糖質投与量は増加します。電解質（カリウム、リン、マグネシウム）のモニタリングが重要になります。症例25（97頁）も参照

ほっとくとどうなる!?

低リン血症や低カリウム血症は呼吸不全や心停止にも至ります。

27 アミノ酸製剤の使い分け

本症例のキーワード アミノ酸製剤・アミノレバン®・肝疾患

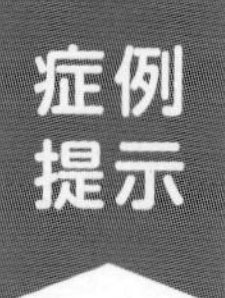

背景

事　例：70歳代、男性。
現　症：身長172 cm、体重86.9 kg、BMI 29.4。
診断名：肝細胞癌。
現病歴：肝細胞癌に対して肝S 8亜区域切除術を施行。
既往歴：肥大型心筋症、発作性心房細動（アブレーション後）、甲状腺機能亢進症、睡眠時無呼吸症候群。
治療方針：術中大量出血あり。外科的ICUにて術後の全身管理を行っていくこととなる。

経過

Day 1：肝S 8亜区域切除術を施行。術中に約4,000 mLの出血あり外科的ICUへ入室。
Day 4：中心静脈栄養（TPN）開始。

〈開始時のTPN組成〉

・70 %ブドウ糖注射液　350 mL
・アミノレバン®点滴静注　500 mL
・シザナリン®配合点滴静注液　1 A
・塩化ナトリウム注射液10 %　40 mL
・オーツカMV®注　1キット

What's the problem!?

Day 4：T-Bil 1.7 mg/dL、AST 107 U/L、ALT 277 U/L、
γ-GTP 44 U/L
肝不全用のアミノレバン®点滴静注の投与指示がありました。

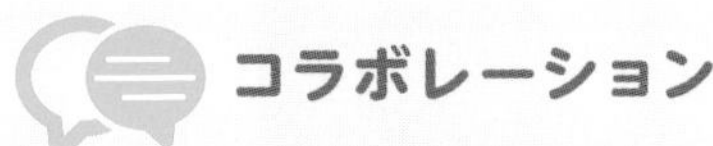

アミノレバン® 点滴静注の適応

TPNのアミノ酸輸液が肝不全用のアミノレバン®点滴静注になっていますね。術前の肝障害の評価はChild-Pugh：A（エキスパートコメディカル参照）で肝障害も顕著ではないですし、肝性脳症もなさそうです。肝性脳症の出現に注意しながら、通常のアミノ酸製剤であるアミパレン®輸液に変更してもよさそうですね。

そうですね。アミノレバン®点滴静注は肝性脳症が適応ですし、アミノ酸の中でもBCAAの消費が進んでいる場合（BTRやフィッシャー比が低下）に適用になると思います。

コラボ結果

TPNのアミノ酸輸液をアミノレバン®点滴静注からアミパレン®輸液に変更となりました。

〈変更後のTPN組成〉

- 70 %ブドウ糖注射液　350 mL
- **アミパレン®点滴静注**　500 mL
- シザナリン®配合点滴静注液　1 A
- 塩化ナトリウム注射液 10 %　40 mL
- オーツカMV®注　1キット

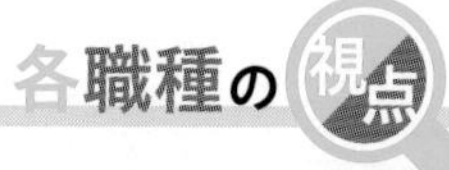

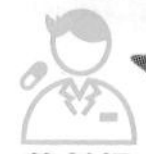

アミノ酸輸液には通常のアミノ酸製剤のアミパレン®輸液のほかに肝不全用のアミノレバン®点滴静注、腎不全用のネオアミユー®輸液などがあります。病態に応じた使い分けが必要です。

アミノレバン®は、肝性脳症がある場合や高アンモニア血症の改善がみられない場合に加えて、BTR（BCAAとチロシンモル比）やフィッシャー比の低下がある場合には必要なアミノ酸製剤ですが、これらにあてはまらない場合にはアミパレン®を選択します。

ほっとくとどうなる!?

タンパク質の投与不足となる可能性があります。
アミノレバン®は500mL中、塩化物イオンを47mEq含みます。そのほかにNaCLの投与などがあればCl過多になる可能性があります。

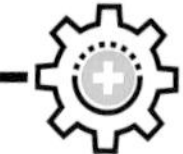

エキスパートコメディカル

Child-Pugh 分類

Score	1	2	3
肝性脳症	なし	軽度 （Ⅰ・Ⅱ度）	ときどき昏睡 （Ⅲ度以上）
腹水	なし	少量	中等度
T.Bil	< 2mg/dL	2 ～ 3mg/dL	> 3mg/dL
Alb	> 3.5g/dL	2.8 ～ 3.5/dL	< 2.8g/dL
PT 活性	> 70%	40 ～ 70%	< 40%

A（軽度）：5 ～ 6 点　B（中等度）：7 ～ 9 点　C（高度）：10 ～ 15 点

Coffee Break

ICUの肝不全患者さんに肝不全用アミノ酸は有効か？

ASPEN 2016やそのほかの報告ではタンパク量は制限すべきでないとされており、同等の投与量が必要です。さらにすでにラクツロースや腸管で作用する抗生剤を使用の患者さんではBCAAリッチのアミノ酸製剤が有効であるかはエビデンスがなく、今後の検討が必要です。

〈参考文献〉

Guidelines for the Provision and Assessment of Nutrition Support Therapy in the Adult Critically Ill Patient ; Society of Critical Care Medicine (SCCM) and American Society for Parenteral and Enteral Nutrition (A.S.P.E.N.). *Crit Care Med* 2016 ; **44** : 390-438.

28 肝不全用経腸栄養剤併用の経腸栄養管理

本症例のキーワード ▸ 肝不全用経腸栄養剤・肝硬変の sepsis

症例提示

背景

事　例：61歳、男性。
現　症：身長 162 cm、体重 79.9 kg、BMI 30.4。
診断名：胆嚢炎。
現病歴：胆嚢炎により敗血症性ショックのため入院。
既往歴：アルコール性肝硬変（Child-Pugh分類；B）、パーキンソン病、虚血性心疾患、大動脈弁狭窄症、糖尿病。
治療方針：胆嚢炎と誤嚥性肺炎に対して抗菌薬治療開始。

経過

Day 1：胆嚢炎による敗血症性ショックで入院。
Day 6：状態改善のためICUから一般病棟へ転棟。
Day 7：誤嚥性肺炎による意識障害、呼吸不全のためICU再入室し気管挿管、人工呼吸器管理を開始。
血清アンモニア 74 μg/dLと高値。

栄養戦略

肝硬変に対しアミノレバン®の点滴静注開始となっていたが、水分やアミノ酸の投与量を再考し、内服のアミノレバン®ENに変更していく。

What's the problem!?

Day 8：アミノレバン®点滴静注からアミノレバン®EN配合散（50g/包）3包/日へ変更。
ペプタメン®AF 300 mL/日開始となりタンパク質の過剰付加が懸念されました。

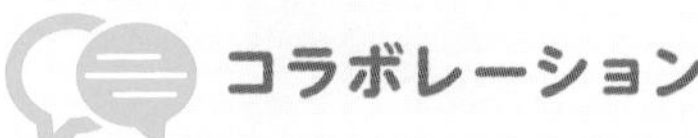

アミノレバン®点滴静注薬と内服薬の違いって!?

今日（Day 8）から経腸栄養を再開しましょう。ペプタメン®AF 300 mL/日から開始しようと思います。また肝硬変に対して投与していたアミノレバン®点滴静注を**内服に切り替え**ましょう。アミノレバン®EN配合散 3包/日にしようと思います。

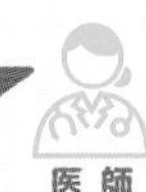

アミノレバン®EN配合散 3包にはタンパク質が40.5 gが含まれます。ペプタメン®AFもタンパク質含有量が多い経腸栄養剤でしたよね？
7日目の血清アンモニア値が74 μg/dLと高値であり、タンパク質過剰は避けたほうがよいと思いますが、栄養士さん、タンパク質の投与量は大丈夫でしょうか？

ペプタメン®AF 300 mLにはタンパク質28.5 gが含まれるので、合計69 gのタンパク質付加になります。タンパク質含有量が少ないペプタメン®プレビオ 300 mL/日（タンパク質17 g）からの開始はどうでしょうか？
合計57.5 gに抑えられます。

わかりました。検査値を確認しながら、タンパク質の量を検討していきましょう。

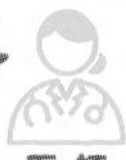

コラボ結果

Day 9：アンモニア値 79 μg/dLで悪化なく横ばいで推移。

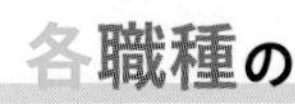

各職種の視点

アミノレバン®EN配合散は医薬品ですが、分岐鎖アミノ酸を多く含むアミノ酸を主成分とした栄養剤です。また、アミノ酸だけでなく糖質（1包あたり 31.5 g）や脂質（1包あたり 3.7g）、各種ビタミン・電解質を含んでいます。経腸栄養や静脈栄養も併用する場合は、アミノレバン®EN配合散に含まれる栄養素も考慮しないと過剰投与になる恐れがあります。

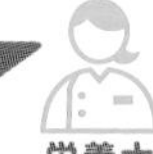

アミノレバン®点滴注は、500 mLにタンパク質としては 40 gのみで 160 kcalですが、アミノレバン®EN配合散は 3包で 639 kcal、タンパク質 40.5 gとなるため食事や経腸栄養の調整が必要です。とくに高アンモニア血症や高尿素窒素血症の場合はタンパク質量を検討し、血糖コントロール悪化時はアミノレバン®EN配合散に含まれる糖質量を考慮した栄養管理が必要となります。

ほっとくとどうなる!?

タンパク質の投与過剰となり尿素窒素（BUN）上昇、アンモニア値上昇の可能性があります。

チョイスplus　アミノレバン®とアミパレン®

- アミノレバン®点滴注は500mLに40gのアミノ酸を含む8%アミノ酸輸液です。
- アミパレン®輸液は、500mLに50gのアミノ酸を含む10%アミノ酸輸液です。

同量のアミノ酸投与ではアミノレバン®はアミパレン®より水分量が多くなるため、アミノレバン®の必要性をよく考慮してアミノ酸輸液を選択しましょう（Coffee Break参照）。

・アミノレバン®EN配合散には糖質31.5g（59%EN）が含まれ、高糖質栄養剤にあたります。

Coffee Break

アミノ酸輸液の比較

同量のアミノ酸投与では、アミノレバン®はアミパレン®より水分量が多くなるためアミノレバン®の必要性をよく考慮してアミノ酸輸液を選択しましょう。

アミノ酸輸液の比較

水分は高濃度ほど少なくすむ

アミパレン® 10% アミノ酸液	アミノレバン® 8% アミノ酸液	ネオアミユー® 5.9% アミノ酸液
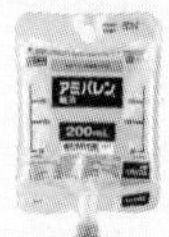	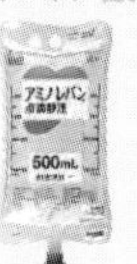	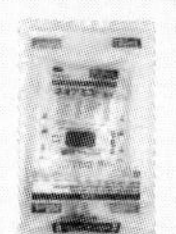
500mL＝リン 50g (200kcal)	500mL＝リン 40g (160kcal)	200mL＝リン 11.8g (47kcal)
	肝性脳症 or BTR<4 のときに使用	腎不全では、血中必須アミノ酸（特にBCAAとスレオニン）が低下し、ヒスチジン、チロシン以外の非必須アミノ酸は高値を示していることが多いため必須アミノ酸を中心に最低限の非必須アミノ酸を含有。

※BTR：総分岐鎖アミノ酸／チロシンモル比

チョイスplus アミノレバン®の点滴静注と経腸・経口栄養剤の違い

アミノレバン®点滴静注は500mLでアミノ酸40g含有に160kcalのアミノ酸のみの輸液です。BCAAは14.2g/40g中含まれます。アミノレバン®ENは100mL（80mLに溶解）、200mL（180mLに溶解）、250mL（230mLに溶解）に調製できる粉末のBCAA入り栄養剤です。1包50gは213kcal、タンパク質13.5g、脂質3.7g、糖質31.5g（59% EN）が含まれ、その他ビタミン、電解質も含有しています。糖質が約60%含まれるため、血糖値の上昇には注意が必要です。BCAAは6.1g/13.5g中含まれます。

表　アミノレバン®の点滴静注と経腸・経口栄養剤の違い

	アミノレバン®点滴静注	アミノレバン®EN
用量	500mL	50g × 3P
エネルギー	160kcal	639kcal
アミノ酸	39.93g（BCAA 含有量 35.5%）	40.5g（BCAA 含有量 45.2%）
脂質		11.1g
糖質		94.5g（59%En）
その他	Na^+、Cl^-	電解質、微量元素、ビタミン
	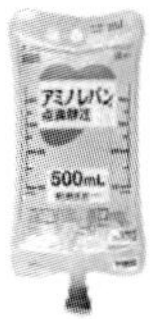	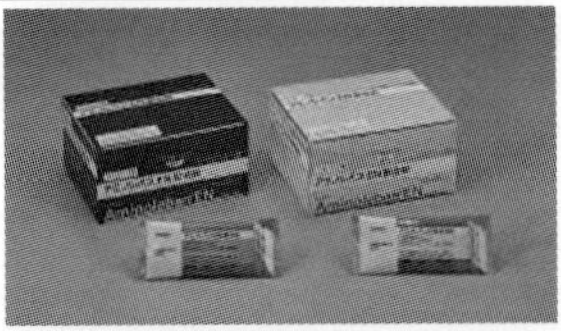
投与方法		1P を 80 ～ 100mL の水または温湯に溶解しゼリーにもできる（専用ゼリーの素あり）
フレーバー		フルーツミックス味とコーヒー味

29 腎臓が悪いから腎不全用アミノ酸でよい？

本症例のキーワード 腎不全用アミノ酸・透析・タンパク質

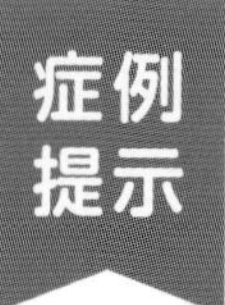

背景

事　例：60代、男性。
現　症：身長173 cm、体重85.5 kg、BMI 28.6（入室前70 kg）。
診断名：大動脈弁置換術、大動脈弁感染。
現病歴：大動脈弁感染にてICUで加療中。体外式膜型人工肺（ECMO）、持続的腎代替療法（CRRT）施行中。
既往歴：大動脈弁閉鎖不全症、糖尿病、高脂血症、腎機能低下。
治療方針：ECMO管理下にて深鎮静中。
循環不全のため早期の腸管使用が困難であり、経静脈栄養開始の方針。

経過

循環不全に対してVA-ECMO、高用量のノルアドレナリン、アドレナリンを投与中。また腎障害のためCRRT施行中。
Day 6 ：中心静脈栄養（TPN）を開始。
尿素窒素（BUN）86.7 mg/dL、血清クレアチニン6.12 mg/dL。

栄養戦略

腎障害だからと一律に腎不全用のアミノ酸製剤を使用するのではなく、水分やアミノ酸量をよく考慮し、一般的なアミノ酸製剤の使用も選択肢に入れる。

What's the problem!?

重篤な腎機能障害があるため、腎不全用のアミノ酸製剤であるネオアミユー®を投与中。

Day 6

〈TPNの組成〉

70%ブドウ糖　350mL
ネオアミユー®　200mL
エレメンミック®
ヒューマリン®R　30U
ビタメジン®　1V
イントラリポス®20%　100mL

1日あたりの投与カロリー1,207kcal、タンパク質11.8g（0.13g/kg）

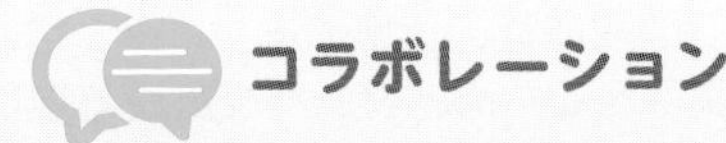

TPNが始まっています。重篤な腎機能障害のためアミノ酸製剤は、窒素含量の低いネオアミユー®が選択されていますが、この患者さんはCRRT施行中でありアミノ酸も除去されると思います。
尿素窒素（BUN）は高いですが上昇はしていません。アミノ酸製剤はどうしましょうか？

投与タンパク量を考えても通常のアミノ酸製剤でよいのではないでしょうか？　アミパレン® 200 mLへまずは変更し徐々に増やしていきましょう。
また、循環不全のため経腸栄養の投与開始ができていないので、ビタミンは総合ビタミンがよいですね。

では、アミノ酸変更後のBUNをモニタリングしておきます。

コラボ結果

ネオアミユー® 200 mLからアミパレン® 200 mL（アミノ酸 20 g）、ビタミンは総合ビタミン剤へ変更となりました。5日後よりアミパレン®は 300 mLに増量。アミパレン®へ変更後、また増量後もBUNの上昇はみられません。

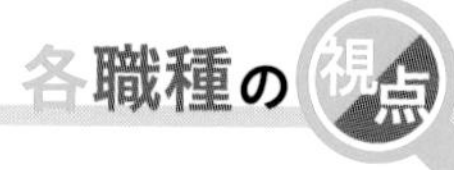

ネオアミユー®は腎不全用アミノ酸製剤として販売されており、通常のアミノ酸製剤に比べて遊離アミノ酸が少なく、腎障害患者さんで尿毒症を改善することを考慮して投与されます。
本症例では敗血症の状態であり、タンパク異化も大きいと予測されるため、タンパク質投与量は減量すべきではないと考えます。さらに本症例は、透析患者さんでありアミノ酸も除去されると考えられるため、通常のアミノ酸製剤を投与することでの尿毒症などのリスクは少ないと考えられます。

腎不全用と表記されているネオアミユー®は、腎障害患者さんでも透析の導入を回避している症例には有効ですが、透析が実施されている場合や、タンパク質必要量が多い症例、また水分制限が必要な症例には、アミノ酸濃度（ネオアミユー®は 5.9 g/ 100 mLの 5.9 %、アミパレン®は 10 g/ 100 mLの 10 %）も考慮し、濃度が高いアミノ酸製剤の選択が有効と考えられます。

ほっとくとどうなる!?

腎不全アミノ酸製剤の投与を継続すると、必要タンパク量が投与されず離床開始などに影響が出る可能性があります。

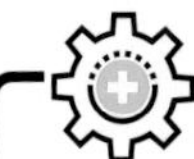

エキスパートコメディカル

急性腎障害（AKI）の患者では腎不全用アミノ酸製剤に変えるべき？

慢性腎臓病（CKD）ステージによる食事療法基準が日本腎臓病学会より示されています[1)]
この基準ではCKDステージ3aでは0.8～1.0g/kg/日、以降のステージでは0.6～0.8g/kg/日が示されています。透析患者さんでは0.9～1.2g/kgとより高用量のタンパク投与量が必要とされています。
ただし、重症患者さん、AKIではタンパク異化が更新しており[2)3)]、ASPEN2016[3)]では、通常の組成でタンパク投与量は1～1.2g/kg/日とすることが提案され、電解質異常がある場合は組成を考慮するとあります。
例えば本邦で使用される腎不全用アミノ酸製剤「ネオアミユー®輸液」では、200mL中11.84gのアミノ酸含量であるため不足することになります。
ICUでの急性腎機能障害では基本的に通常のアミノ酸製剤を用い、タンパク投与も通常量を基本に考えましょう。

表1　CKDステージによる食事療法基準（文献1より）

ステージ（GFR）	エネルギー（kcal/kgBW/日）	タンパク質（g/kgBW/日）	食塩（g/日）	カリウム（mg/日）
ステージ1（GFR≧90）	25～35	過剰な摂取をしない	3≦　<6	制限なし
ステージ2（GFR60～89）		過剰な摂取をしない		制限なし
ステージ3a（GFR45～59）		0.8～1.0		制限なし
ステージ3b（GFR30～44）		0.6～0.8		≦2,000
ステージ4（GFR15～29）		0.6～0.8		≦1,500
ステージ5（GFR<15）		0.6～0.8		≦1,500
5D（透析療法中）	別表			

注）エネルギーや栄養素は、適正な量を設定するために、合併する疾患（糖尿病、肥満など）のガイドラインなどを参照して病態に応じて調整する。性別、年齢、身体活動度などにより異なる。
注）体重は基本的に標準体重（BMI＝22）を用いる。

表 2　**CKD ステージによる食事療法基準**（文献 1 より改変のうえ引用）

ステージ5D	血液透析 （週3回）	腹膜透析
エネルギー （kcal/kgBW/日）	**30～35**[注1,2)]	**30～35**[注1,2,4)]
タンパク質 （g/kgBW/日）	**0.9～1.2**[注1)]	**<0.9～1.2**[注1)]
食塩 （g/日）	**<6**[注3)]	**PD除水量（L）×7.5 ＋尿量（L）×5**
水分	**できるだけ 少なく**	**PD除水量 ＋尿量**
カリウム （mg/日）	**≦2,000**	**制限なし**[注5)]
リン （mg/日）	**≦タンパク質（g） ×15**	**≦タンパク質（g） ×15**

注 1）体重は基本的に標準体重（BMI ＝ 22）を用いる。
注 2）性別、年齢、合併症、身体活動度により異なる。
注 3）尿量、身体活動度、体格、栄養状態、透析間体重増加を考慮して適宜調整する。
注 4）腹膜吸収ブドウ糖からのエネルギー分を差し引く。
注 5）高カリウム血症を認める場合には血液透析同様に制限する。

〈参考文献〉

1）日本腎臓学会（編）、慢性腎臓病に対する食事療法基準作成委員会、他：慢性腎臓病に対する食事療法基準 2014 年版．東京医学社，p.564，2014.
2）AKI における栄養・代謝管理．透析会誌　2018；**51**：153-157.
3）Society of critical care medicine；American Society of Parenteral and Enteral Nutrition. Guidelines for the provision and assessment of nutrition support therapy in the adult critically ill patient；Society of Critical Care Medicine (SCCM) and American Society for Parenteral and Enteral Nutrition (A.S.P.E.N.). *Crit Care Med*　2016；**44**：390-438.

おさらい CHECK

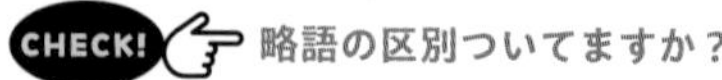

略語の区別ついてますか？

RRT：renal replacement therapy（腎代替療法）
HD：hemodialysis（血液透析）
HDF：hemodiafiltration（血液濾過透析）
IRRT：Intermittent renal replacement therapy（間欠的腎代替療法）
CRRT：continuous renal replacement therapy（持続的腎代替療法）
CHD：continuous hemodialysis（持続的血液透析）
CHF：continuous hemofiltration（持続的血液濾過）
CHDF：continuous hemodiafiltration（持続的血液濾過透析）

30 膵炎の原因は脂質？NPC/N比も確認

本症例のキーワード 膵炎・脂質・NPC/N比

症例提示

背景

事　例：10歳代、女性。
現　症：身長162 cm、体重61 kg、BMI 23.2。
診断名：胆汁性腹膜炎、適応障害。
現病歴：転落外傷で膵損傷、胆嚢破裂、肝十二指腸間膜血腫、右気胸、肺挫傷、肋骨骨折を認め開腹洗浄ドレナージ、内視鏡的逆行性胆管膵管造影（ERCP）を施行。
既往歴：神経性食思不振症。
栄養状態：神経性食思不振症の既往があり過食傾向。体重は正常だが栄養状態は不良。
治療方針：外傷性腹腔内損傷·胆管損傷疑いとして絶食管理を開始。

経過

Day 1：ERCPを施行。
膵管ドレナージ（ENPD[1]）チューブを留置。
Day 2：長期的な絶食を予定しビタミンの補充を末梢静脈経由で開始。
Day 3：TPN開始。

栄養戦略

〈TPN組成〉
70％ブドウ糖170 mL＋アミパレン® 300 mL＋20％脂肪乳剤100 mL。

What's the problem!?

Day 6：アミラーゼ（AMY）が上昇傾向（390→1,639 IU/L）で膵炎が疑われました。そのため脂肪乳剤中止としました。

NPC/N比[2]：140.8 ➡ 99と低下

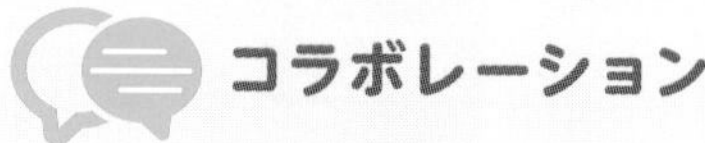

AMY上昇にはどうする!?

アミラーゼが上昇しています。脂肪乳剤はいったん中止にするようです。

栄養の量はあまり変えたくないですが、脂質をはずすとNPC/N比が下がってしまいますね。

TPNを変更したほうがよさそうですか？

糖質を増やしてみます。

わかりました。血糖値に注意しますね。

用語Memo　①ENPD：endoscopic nasopancreatic drainage 内視鏡的経鼻膵管ドレナージ。膵管の閉塞部位の上流にカテーテルを留置しその管を鼻から引き出して膵液を体外にドレナージする方法。

②NPC/N比：タンパク質エネルギーと窒素の比率。150前後が適正。

コラボ結果

脂肪乳剤中止になるとNPC/N比が低下するため糖質あるいはアミノ酸増量で対応した結果、下記のような改善を示しました。

70 %ブドウ糖 170 mL + アミパレン® 300 mL
⬇
70 %ブドウ糖 **250 mL** + アミパレン® 300 mL
NPC/N比 99 → **145.8**

アミラーゼ 1,639 IU/L（Day 6）→ 349 IU/L（Day 14）

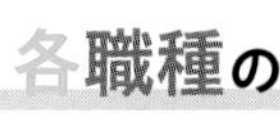

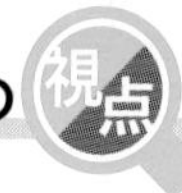

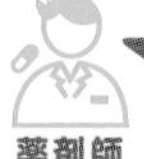

膵炎の際に必ずしも脂質を制限する必要はないですが、急性膵炎の場合、膵液の分泌を促す脂質の摂取を一時的に制限することは考えられます。
脂質はカロリーが高くなるため、変更時は総カロリー・NPC/N比を必ず再確認する必要があります。目標NPC/N比は病態によって違いますが、通常は150～200程度を目標とします。

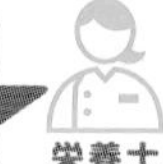

膵炎の食事療法では、経口摂取では脂質制限を行いますが静脈栄養では脂質を過剰に制限する必要はありません。可能な場合には脂肪乳剤の投与をしましょう。

ほっとくとどうなる!?

脂肪乳剤をやめるとNPC/N比が下がってしまい、NPC＝タンパク以外のエネルギーを調整する必要があります。

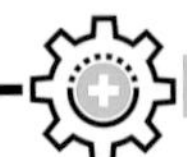

エキスパートコメディカル

NPC/N（非タンパク熱量／窒素比）とは？

NPC/N⇒アミノ酸を効率よくタンパク合成に向かわせるための適正な比のこと

NPC/N
＝（総投与熱量－タンパク熱量）kcal ÷（タンパク投与量（g）×0.16）

タンパク量×4　　窒素量：タンパク質の16％

健常	150～200
重症熱傷、多発外傷	80
敗血症	100

腎不全	300～600（透析時120～150）

←タンパク質多い　　タンパク質少ない→

80　100　150　200

80	100	150	200
重症熱傷 複合外傷 など	敗血症 大手術 外傷 など	侵襲後安定期 脳梗塞 慢性呼吸不全 パーキンソン病 など	腎不全 透析離脱期 など

↔
非侵襲下での適性範囲

NPC/N比が低下（とくに100未満）すると、アミノ酸の需要が亢進している重症症例以外はエネルギーに対して窒素が多く、腎前性高窒素血症に注意する必要があります。

〈参考文献〉
日本静脈経腸栄養学会（編）：静脈経腸栄養ガイドライン 第3版．2013；p34, p37.

Coffee Break

急性膵炎の栄養

①経口摂取の場合

1．脂質を控える

揚物やお肉でも、脂身など脂肪分を多く含む部位は控えましょう。脂質を制限するため、糖質やタンパク質で主にエネルギーを摂っていく必要があります。

2．消化のよい食品を選ぶ

不溶性食物繊維が多い野菜（例えばゴボウやレンコンなど）は消化に負担がかかるため、よく噛む・小さく切る・控えるようにしましょう。

3．刺激物を控える

香辛料やカフェインなどは、胃に刺激を与え膵臓にも負担をかけます。また塩分が多い食事なども負担になります。

4．脂溶性ビタミン（ビタミンA、D、E、K）を摂る

脂質制限をすると脂溶性ビタミンが不足します。

②急性膵炎ガイドライン 2015（文献1より抜粋）

BQ 16：急性膵炎における栄養の意義と至適投与経路は？

A：重症例における栄養は、全身炎症反応により必要量が増加したエネルギーを補給する意味に加えて、経腸栄養は感染予防策として重要であり、重篤な腸管合併症がない重症例には経腸栄養を行う

CQ 16：急性重症膵炎に対する経腸栄養の至適開始時期は？

A：経腸栄養は発症早期に開始すれば、合併症発生率を低下させ生存率の向上に寄与するので、入院後48時間以内に少量からでも開始する

③急性膵炎における脂肪乳剤（文献2より抜粋）

膵炎患者に脂肪乳剤を投与するときは十分注意が必要[3)]

しかし、脂質を含んだTPNあるいはPPN製剤を急性膵炎患者に投与しても問題はないことが報告されている[4)]

血清トリグリセリド値が 400 mg/dL以上の患者では脂肪乳剤の投与を控える[5)]

〈参考文献〉

1）急性膵炎診療ガイドライン2015改訂出版委員会（編）、日本腹部救急医学会（編）、他：急性膵炎ガイドライン 2015．金原出版、2015.

2）日本静脈経腸栄養学会（編）：静脈経腸栄養ガイドライン 第３版．照林社、2013.

3）Nutrition support in pancreatitis. *Surg Clin North Am* 2007；**87**：1403-1415.

4）Fat emulsions and hypertriglyceridemia. *JPEN J Parenter Enteral Nutr* 1984；**8**：563-567.

5）The safety and efficacy of a lipid-based system of parenteral nutrition in acute pancreatitis. *Am J Gastroenterol* 1982；**77**：494-497.

31 栄養と血糖コントロール

本症例のキーワード ▶ 血糖・グリセオール®・インスリン

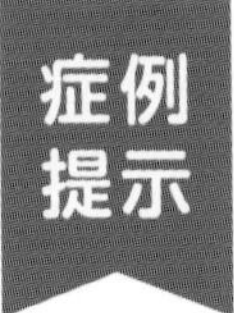

背景

事　例：70歳代、男性。
現　症：身長167 cm、体重62 kg、BMI 23.6。
診断名：右前頭葉皮質下出血。
現病歴：右前頭葉皮質下出血に対して内視鏡下血腫除去術を施行。
既往歴：脳梗塞、2型糖尿病。
治療方針：術後、脳室ドレナージを継続、脳圧コントロールのためICU入院。

経過

Day 1：内視鏡下血腫除去術。
Day 6：脳室ドレーン抜去。
脳圧亢進に対してグリセオール® 200 mL 1日2回投与。

What's the problem!?

Day 2：ペプタメン®AF 100 mL×3で開始（450 kcal、タンパク質28.5 g、糖質39.6 g）
食前血糖値（mg/dL）朝：150、昼：163、夕：160
Day 4：ペプタメン®AF 200 mL×3へ増量（900 kcal、タンパク質57 g、糖質88.2 g）
Day 5：食前血糖値（mg/dL）朝：161、昼：203、夕：178
Day 6：食前血糖値（mg/dL）朝：211、昼：245、夕：263
持参薬のシタグリプチン(選択的DPP-4阻害剤) 50 mg/日再開

ペプタメン®AF 600 mL+ブイ·クレスCP 10 375 mL(1,140 kcal、タンパク質 93 g、糖質 87.2 g)

Day 7：食前血糖値（mg/dL）朝：251と高血糖を示した。

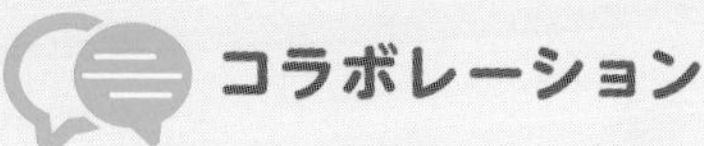

薬剤に含まれる糖質もチェック！

昨日、シタグリプチンを再開しましたが毎食前の血糖値200 mg/dL以上が持続しています。またグリセオール® 200 mLに果糖が 10 g 含まれており、血糖上昇の要因となりえます。
インスリンスライディングスケール投与指示のインスリンの増量はどうでしょうか？

そうですね。スケールを強化しましょう。経腸栄養はどうでしょうか？

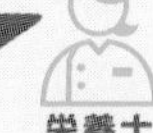

栄養バランスからブイ·クレスCP 10は減量可能です。ブイ·クレスCP 10にも糖質が含まれる(125 mLあたり糖質 8 g 含有)ので、減量することで糖質投与量が減らせます。またペプタメン®AFと含有糖質割合は同等ですが、糖質が血糖上昇しにくい組成になっているグルセルナ®への変更はいかがでしょうか？

コラボ結果

インスリンスライディングスケール指示のインスリン増量（各血糖に対するインスリン投与量を 2単位ずつ増量）を行い、ペプタメン®AF 600 mL+ブイ・クレスCP 10 125 mL（ブイ・クレスCP 10 375 mLから減量)としました。

しかし、血糖値 200 mg/dL以上が続くため、8日目にはグルセルナ® 1,200 mL+ブイ・クレスCP 10 125 mLに変更しました。

Day 7：ペプタメン®AF 600 mL+ブイ・クレスCP 10 125 mL
(980 kcal、タンパク質 69 g、糖質 87.2 g)

⬇

Day 8：グルセルナ® 1,200 mL+ブイ・クレスCP 10 125 mL
(1,200 kcal、タンパク質 62 g、糖質 113.6 g)

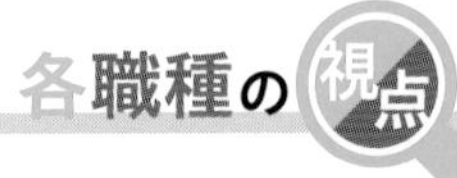

糖尿病患者さんが緊急入院となり、食事が開始できない場合はとくに経口糖尿病薬は中止し、インスリンによる血糖コントロールに切り替わります。その後、食事や経腸栄養が安定して十分量摂取できる場合は使用していた糖尿病薬の再開について検討が必要です。本症例でも6日目に持参薬のシタグリプチンの再開を提案しています。

またグリセオール®には糖質が含まれており、薬剤投与による糖質投与も確認が必要です。ガイドライン[1)]では非重症の入院患者さんの高血糖管理における、インスリンスライディングスケールと計画的な基礎・追加インスリン療法について下記のような推奨がされています。

- **非糖尿病患者**
  →スライディングスケールから開始し、24時間以内に血糖 180 mg/dLが2回以上なら計画的な基礎・追加インスリン療法を追加
- **食事療法または非インスリン治療の糖尿病患者**
  →インスリンスライディングスケールか計画的な基礎・追加インスリン療法のどちらかで開始
- **入院時血糖 180 mg/dL以上の非インスリン治療の糖尿病患者**
  →計画的な基礎・追加インスリン療法で開始

このように血糖コントロール不良の糖尿病患者さんでは、インスリンスライディングスケールでの血糖管理は推奨されておらず、インスリンスライディングスケール

で血糖コントロール不良の場合は、早期に定期的な時効型や速攻型・超速攻型インスリンの投与による血糖コントロールを行うよう記載されています。
副腎皮質ステロイドなどの血糖に影響を与える薬剤の投与の有無や食事摂取量が安定しているかなど、安全にインスリンの定期投与ができるかを評価したうえで、現行のインスリンスライディングスケールの妥当性やインスリン定期投与の必要性を適宜検討するのが望ましいです。

糖尿病の既往がある患者さんは、経腸栄養剤も低糖質のものから開始することが望ましいです。
本症例に開始時選択したペプタメン®AFと変更したグルセルナ®は糖質のエネルギー割合は35 %と同等ですがグルセルナ®の糖質はGI値❶を低く設定しているため、血糖上昇が緩やかになる特徴があります。経腸栄養剤の特徴を知っておくことも重要です。

ほっとくとどうなる!?

高血糖が持続し合併症を生じる危険があります。

用語Memo　❶GI値（グルセミックインデックス）：摂食後2時間の血中糖濃度でブドウ糖を100とした比較値。どれだけ血糖値を上げるかの尺度。

〈文献〉
1） Management of hyperglycemia in hospitalized adult patients in non-critical care settings ; an endocrine society clinical practice guideline. *J Clin Endocrinol Metab* 2022 ; **107** : 2101-2128.

32 経腸栄養投与方法変更に伴うインスリン投与法の調整

本症例のキーワード 経腸栄養・間欠投与・持続投与

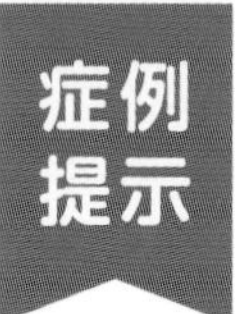

背景

事　例：46歳、女性。
現　症：身長 156 cm、体重 56.7 kg、BMI 23.3。
診断名：顎骨壊死、壊死性筋膜炎、ガス壊疽。
現病歴：1週間前より頬部から顎下部に腫脹と疼痛あり受診。
既往歴：2型糖尿病、末期腎不全。
治療方針：顎骨壊死、壊死性筋膜炎のため緊急手術。

経過

術後、経腸栄養としてグルセルナ® 400 mL〔400 kcal/日、タンパク質 16.7 g、脂質 22.3 g、糖質 35.2 gを1日 3回に分けて間欠投与(150 mL/時の速度)〕し、またインスリンのスケール打ちにて血糖コントロールを開始。

What's the problem !?

経腸栄養 (EN) 開始後、高血糖が持続し下痢が生じました。

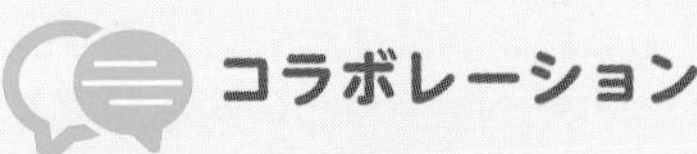

ENとインスリンの調整はセットで！

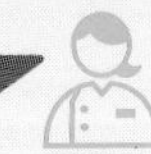

下痢が持続していますね。ENはいったん間欠投与から持続投与へ変更したほうがよさそうです。

もともとアナグリプチンとボグリボース、ミチグリニドを内服していた患者さんですし、現在の血糖も224 mg/dLと高値であることを考慮すると血糖管理は継続する必要がありそうです。
ENを間欠投与から持続投与にするのであれば、インスリンも持続投与へ変更したほうが血糖のコントロールがつきやすいと思います。

コラボ結果

血糖管理を最重要事項として栄養量も慎重に増量していくこととなり、ENの間欠投与への変更、インスリンも持続投与へ変更となりました。持続投与へ変更後、下痢は改善。インスリン持続投与の開始後、速度調整により血糖値も160～180 mg/dLで安定しました。

各職種の視点

ENを間欠投与から持続投与へ変更した場合や間欠投与と同一の投与量でインスリンを投与した場合、低血糖が生じる可能性があるため注意が必要です。
栄養士さんと連携し、栄養の投与状況を共有して血糖管理を行いましょう。

高血糖の懸念がある糖尿病既往歴や感染症では、持続インスリン投与と持続EN投与からの開始が望ましいと考えます。

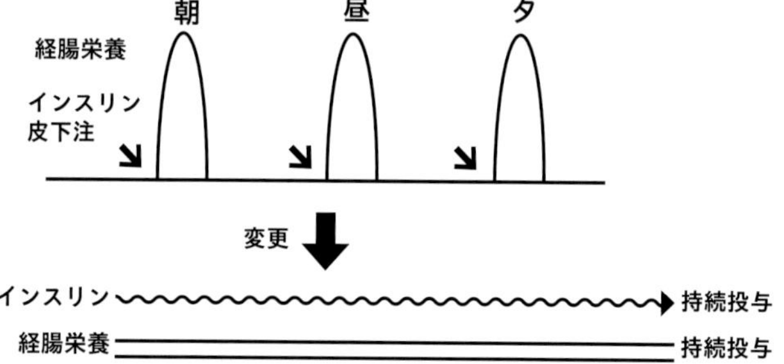

ほっとくとどうなる!?

血糖コントロールに難渋し、栄養の増量が困難となる可能性があります。

33 脳圧を下げる薬で高血糖

本症例のキーワード ▶ 脳圧・高血糖・グリセオール®

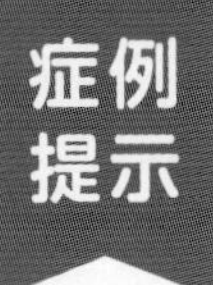

背景

事　例：60歳代、男性。
現　症：身長165 cm、体重58.3 kg、BMI 21.4。
診断名：外傷性クモ膜下出血、脳挫傷、外傷性血胸。
現病歴：乗馬中に落馬し、重症頭部外傷でJCS 3桁の意識障害を認めドクターヘリで搬送された。
既往歴：糖尿病。
栄養状態：一人暮らしだが、趣味の乗馬を楽しむなどアクティブで栄養状態も良好。
治療方針：意識障害のため気管挿管後、血胸に対して胸腔ドレーン留置し、外傷性クモ膜下出血に対して頭蓋内圧（ICP）センサーを挿入し脳圧管理を開始した。

経過

入院24時間後から経腸栄養（EN）を開始。既往に糖尿病がありグルセルナ® 25 mL/時の持続投与を開始。
ICP管理として深鎮静、体温管理、体位はヘッドアップ20度固定。
Day 4：血糖＞200 mg/dLと高値 。高血糖に対してスライディングスケールで対応、糖質を減らすためENに変更。

> グルセルナ® 900 mL(900 kcal、タンパク質 37.5 g、糖質79 g、ナトリウム 36.7 mEq)
> ⬇
> ハイネックス®リニュート 900 mL(900 kcal、タンパク質 54 g、糖質 53 g 、ナトリウム 61.9 mEq)

Day 6：インスリン持続注射開始。血糖 164～184 mg/dL。
Day 7：ICP高値に対してグリセオール® 200 mL× 3回を開始。
Day 8：グリセオール® 200 mL× 4回へ増量。
血糖 178～281 mg/dL。
Day 9 ：ICPは高めに推移しグリセオール® 200 mL× 6回投与へ増量。
Day 10：ハイネックス®リニュート 900 mL（900 kcal、タンパク質 54 g、糖質 53 g、ナトリウム 61.9 mEq）のままであるも血糖 212～340 mg/dLと悪化傾向。ICPセンサー抜去。

What's the problem!?

ENから糖質 53 gでしたが、Day 9よりグリセオール® 200 mL（果糖 10 g）× 6 で糖質 60 gの投与となっていました。低糖質栄養剤を用いていても薬剤からの糖質で過剰となっており、高血糖が蔓延している状態。

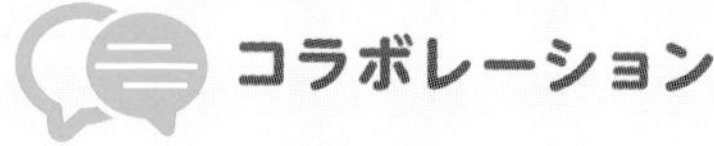

コラボレーション

Day 9

脳圧管理のためグリセオール®は 200 mL× 6回に増量しようと思います。

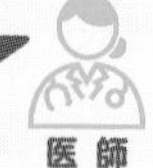

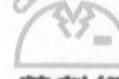

グリセオール® 200mLには果糖10g 含まれているので、糖質量には注意が必要です。すでに血糖コントロールの悪化がみられていますので、増量後の血糖推移には注意が必要です。

では、血糖に関してはインスリンの調節で対応しましょう。

Day 11

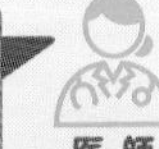

スライディングスケールの強化、インスリン持続注射の増量を行いましたが高血糖で推移しています。栄養剤変更の余地はありますか？

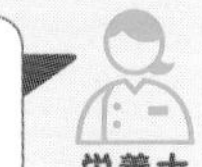

栄養剤の糖質量は1日で53 gに減量としています。
グリセオール®から60 g投与になっています。

ICPセンサーを10日目に抜去されていますが、グリセオール®の投与期間や投与量調節についてはどのような方針でしょうか？

脳腫脹のピークを越えたと思われるのでICPセンサーは抜去しました。なのでグリセオール®は減量・中止の方向で考えています。
グリセオール®からの糖質投与量が減るので栄養剤はこのまま様子をみましょう。

コラボ結果

グリセオール® 200 mL× 3回へ減量し、血糖143～191 mg/dLに血糖コントロールが改善しました。

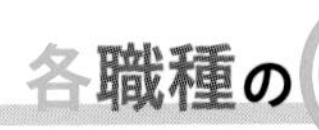
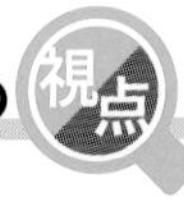

各職種の視点

グリセオール®はグリセリン製剤ですが、グリセリン単独ではその溶血性が問題となるため、果糖（10 g/ 200 mL）と塩化ナトリウム（1.8 g/ 200 mL）が添加されています。本症例では果糖が問題となりましたが、塩化ナトリウム含有量も多いため高ナトリウム血症が問題となる場合もありますので、グリセオール®投与時は血糖値だけで

なく血清ナトリウム値にも注意が必要です。
また、グリセリン製剤は頭蓋内圧亢進や頭蓋内浮腫に対して使用されますが、同様の目的で使用される薬剤にマンニトール製剤があります。マンニトール製剤は果糖を含まないため血糖値への影響はありません。しかし、高カリウム血症や高ナトリウム血症、低ナトリウム血症といった電解質異常はマンニトール製剤でも起こる可能性があり、大量投与や腎機能低下患者さんへの投与で急性腎障害を起こすリスクがあることに注意が必要です。

重症患者さんは、血糖コントロールで難渋することが多く低糖質栄養剤を選択することが多いように思います。栄養剤の糖質量は抑えられますが、薬剤からの糖質投与や高ナトリウム血症の際のベースの輸液がブドウ糖液になる場合は、栄養以外の糖質量にも目を向ける必要があります。

ほっとくとどうなる!?

高血糖が遷延する可能性があります。

34 熱傷

本症例のキーワード ▶ 熱傷・高血糖・低糖質経腸栄養剤

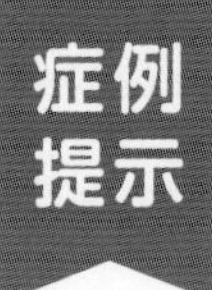

背景

事　例：65歳、男性。
現　症：身長165 cm、体重65 kg、BMI 23.9。
診断名：化学熱傷。
現病歴：特記事項なし。
既往歴：潰瘍性大腸炎、高血圧。
栄養状態：潰瘍性大腸炎の既往があるもののBMIは正常。
治療方針：全身熱傷患者であり疼痛に伴う体動が激しく、挿管･鎮静管理。

経過

ペプタメン®スタンダードでの経腸栄養を開始、インスリンの持続投与での血糖管理を並行した。

栄養戦略

感染症により血糖が上昇する可能性があり、血糖の推移をみながら栄養管理を行う。

What's the problem!?

創部感染に伴う急激な血糖上昇がありました。抗菌薬治療が開始され、経腸栄養（EN）はペプタメン®スタンダードからグルセルナ®へ変更となりました。抗生剤開始と経腸栄養剤の変更後、血糖が199 mg / dLから75mg /dLへと急激に低下しました。

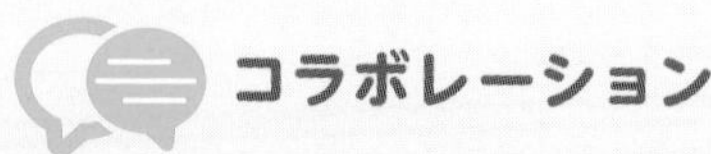

コラボレーション

経腸栄養変更時は血糖変動に要注意！！

血糖が急激に低下していますね。

もともとDM（糖尿病）の既往歴はありませんし、感染症の状況、インスリン投与、経腸栄養の変更が重なって血糖が低下したのかもしれませんね。

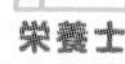

高血糖で経腸栄養をグルセルナ®に変えていたのですが、それも原因のひとつかもしれません。病態の変化によるものなので今後も変動が大きそうです。

インスリン投与を行っているので、持続のインスリンの量を調整しましょう。

コラボ結果

血糖変動に対して、病態や栄養の原因を探索し薬剤の投与量を調整して対応しました。

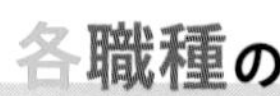
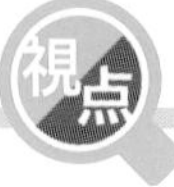

各職種の視点

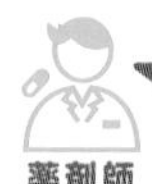

ICU患者さんでは、病態変化による代謝状況の変化により血糖変動が起こります。さらに経腸栄養の変更によっても変動するためモニタリングを行い、インスリン投与量の調整が必要です。
急激な変動時は、各職種で情報共有し要因の解析と対策を協議することが重要です。

血糖管理のためには、経腸栄養や静脈栄養に含まれる糖質量の変化を把握する必要があります。

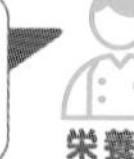

ほっとくとどうなる!?

低血糖を引き起こします。病態による血糖の変動が激しくコントロール困難となりえます。

エキスパートコメディカル

重症患者さんの高血糖はなぜ起こる？

手術、外傷などのストレスは代謝変化を生じ、血糖変動をもたらすことがあります。

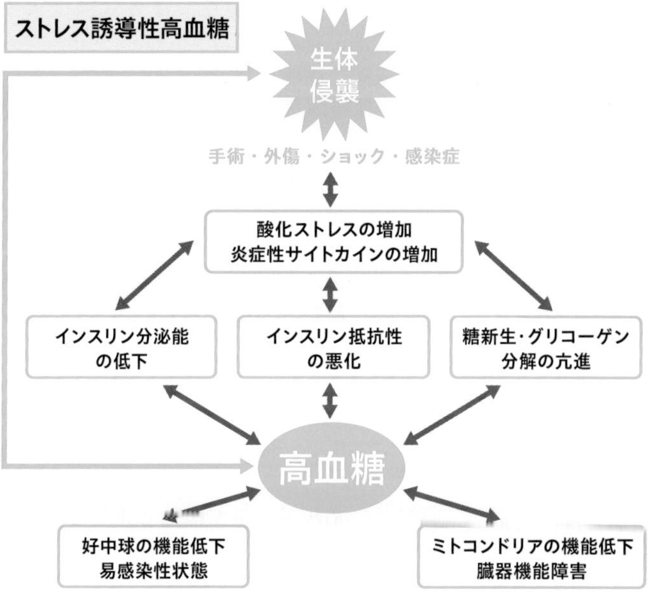

ストレス誘導性高血糖

生体侵襲

手術・外傷・ショック・感染症

酸化ストレスの増加
炎症性サイトカインの増加

インスリン分泌能の低下

インスリン抵抗性の悪化

糖新生・グリコーゲン分解の亢進

高血糖

好中球の機能低下
易感染性状態

ミトコンドリアの機能低下
臓器機能障害

35 プロポフォールと脂肪乳剤

本症例のキーワード ● 挿管管理・プロポフォール・脂肪乳剤

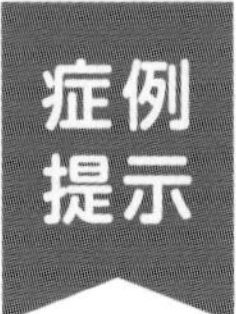

背景

事　例：68歳、女性。
現　症：身長146 cm、体重59.8 kg、BMI 28.1。
診断名：COVID-19。
現病歴：COVID-19陽性。呼吸状態の改善なく体外式膜型人工肺（ECMO）を含めた管理で移院。
既往歴：関節リウマチ、糖尿病、高脂血症。
治療方針：COVID-19による呼吸状態の悪化のためICUで人口呼吸器管理を開始。

経過

挿管管理中、経腸栄養としてペプタメン®AF 720 mL/日（1,080 kcal、タンパク質68.4 g、脂質43.9 g、糖質95.0 g）＋サンファイバー®投与。

What's the problem!?

鎮静管理で、プロポフォール80 mg/時の流速で投与されていましたが、鎮静を深くする方針となり、プロポフォールが180 mg/時に増量となったことで脂質・エネルギー量が増加しました。

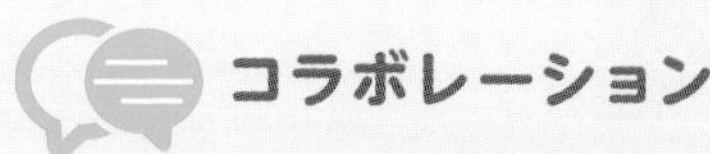

プロポフォールによる脂肪投与速度に注意！

プロポフォールが増量となっていますね。プロポフォール静注1％には1 mLあたり0.1 gの脂質が含まれています。
エネルギーは1 mL=約1.1 kcalとなっていて、現在18 mL/時の投与速度ですので、1日あたり、475 kcalが経腸栄養にプラスして投与されていることになりますね。

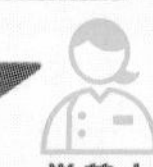

現在ペプタメン®AFを1日あたり720 mL投与していますので、現在のプロポフォールの流速で脂質を投与した場合、脂質/エネルギーが42.8％と過多になります。亜鉛も低値（58 μg /dL）ですし、ペプタメン®AFを450 mLに減量し、脂質が含まれていなくて亜鉛やタンパク質を補充できるブイ・クレスCP 10 3本を追加に変更しましょう。

<コラボ結果>

ペプタメン®AF 720 mL/日（1,080 kcal、タンパク質68.4 g、脂質43.9 g、糖質95 g）＋プロポフォール（475 kcal/日、脂質52.7 g）
Total：1,555 kcal、脂質96.6 g

⬇

ペプタメン®AF 450 mL/日（675 kcal、タンパク質42.75 g、脂質27.4 g、糖質59. 375 g）＋ブイ・クレスCP 10（240 kcal）＋プロポフォール（475 kcal/日、脂質52.7 g）
Total：1,390 kcal 、脂質80.1 g

各職種の視点

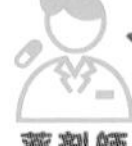

プロポフォール静注１%には、１mLあたり0.1 gの脂質が含まれるため脂質の過量投与につながるリスクがあります。現在の栄養投与の調整を栄養士さんと連携して行うことが必要です。

プロポフォールが投与されている症例は、栄養剤に含まれる脂質エネルギー量とプロポフォールに含まれる脂質エネルギー量をフォローしながら、総エネルギーにおける脂質エネルギー比を確認しておきましょう。高比率が続くと、血清トリグリセリド（TG）値が上昇している場合もあるため、確認を依頼することも必要です。

ほっとくとどうなる!?

脂質の投与過剰状態となるリスクがあります。

チョイスplus　プロポフォールに含まれる脂質

プロポフォール8.33mL/時で投与した場合、イントラリポス®20% 100mLを1日1本投与した場合と同等の脂質が体内に供給されることになります。

36 呼吸が悪い→間接熱量計→脂質代謝が多い栄養剤へ

本症例のキーワード ▶ 間接熱量計・呼吸商・腹臥位療法

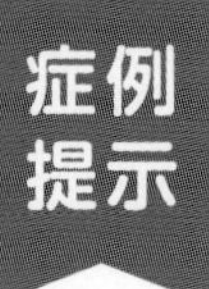

背景

事　例：60歳代、男性。
現　症：身長160 cm、体重50.4 kg、BMI 20.0。
診断名：急性呼吸促迫症候群（ARDS）、肺胞出血。
現病歴：2日前より発熱と全身倦怠感あり。翌日、全身脱力と呼吸困難のため前医を受診。その後、呼吸不全が進行し当院へ転院搬送された。
既往歴：特になし（病院通院歴なし）。
栄養状態：来院時、すでに仙骨部に褥瘡があり低栄養状態。
治療方針：気管挿管し人工呼吸器管理を開始。筋弛緩下に腹臥位療法を実施。

経過

入室後9時間後より経腸栄養（EN）を開始。腹臥位中でもあり10 mL/時の持続投与とした。2日間の腹臥位療法終了後、消化管蠕動運動は微弱。

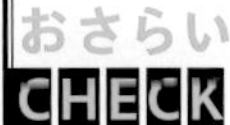

CHECK! **腹臥位療法**
主に重症ARDS患者に対して肺全体の換気血流不均衡の是正を目的として行う治療法。

栄養戦略

重症呼吸不全の場合は、脂質燃焼が増加している場合があるため間接熱量計にて呼吸商を測定し、利用している栄養のバランスを参考に経腸栄養や静脈栄養の設計をすることが望ましいと考えられた。

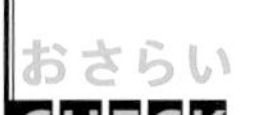

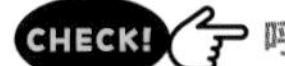

呼吸商

単位時間あたりのCO_2排出量/単位時間あたりのO_2消費量。0.7～1で推移し数値が小さいほど脂肪燃焼割合が高いことを意味する。

What's the problem!?

- 脂質の多い栄養剤へ変更後、バッキングや頻呼吸の出現あり。プロポフォールでの鎮静が開始され脂質がさらに加算、脂質のエネルギー比率も確認しながらの血中トリグリセリド（TG）値のモニタリングを要しました。
- 入室後長期の人工呼吸器管理、麻酔性鎮痛薬の投与を行っており、腸蠕動が弱く、胃内残留量も増加し消化管蠕動促進や排便コントロールの強化が必要となりました。

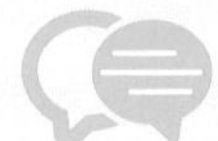

コラボレーション

排便コントロールと間接熱量計による栄養管理

栄養剤を増量していきたいのですが、胃内残留量が増加しています。

鎮静薬、オピオイドを使っていましたし腸蠕動が弱いようです。排便コントロール薬を追加しましょう。

では排便を確認してから栄養剤の増量を検討していきます。

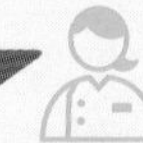

・・・後日・・・

間接熱量測定[1]の結果、エネルギー消費量（EE）：1,556 kcal、呼吸商 0.774 で脂質優位に燃焼しているので、脂質が多い栄養剤への変更を考えています。

プロポフォールが増量されているので脂質の量は注意しないといけないですね。

コラボ結果

排便コントロール薬の追加によって排便もみられるようになり、栄養剤の増量ができ、入室後 7日で目標栄養量の 7割を達成できました。栄養剤での脂質強化後に静脈からも脂質が増量になりましたが、血中TGモニタリングにより、TG血症は回避できました。

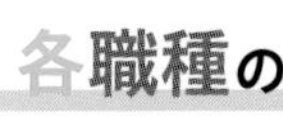
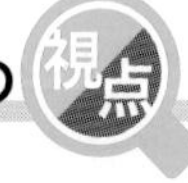

各職種の視点

呼吸不全では、自発呼吸を抑えるため深鎮静とすることがあります。その際、鎮静薬、オピオイドなどが使用され、それらの影響で腸蠕動が減弱することが想定されますので、排便コントロールを早めに行うことが必要です。
間接熱量計を用いて測定することで、適切な栄養素のバランス設定をすることが可能です。ただしプロポフォールには脂質を含むため、脂質投与についてはプロポフォールに含まれる脂質を考慮します。プロポフォールの投与量は変化があるため、栄養士さんと連携しながらの栄養調整が必要です。

呼吸不全では、呼吸商が0.7近くに低下していることがあり、確認して栄養成分も見直す必要があります。

ほっとくとどうなる!?

腸蠕動微弱のまま経腸栄養を増量すると、腹部膨満から嘔吐や逆流につながり、誤嚥性肺炎を併発する危険があります。呼吸商に見合った栄養剤を選択したほうが実態に即した栄養管理が可能となります。

用語Memo ①間接熱量測定：間接熱量計を用いて、生体の酸素消費量（VO_2）と二酸化炭素排出量（VCO_2）を測定することにより、安静時エネルギー消費量（REE）を算出する方法。間接熱量測定により推定されたREEを参考に、投与エネルギー量を設定することができる。

②Weirの式

安静時エネルギー消費量（REE）
=[3.941× VO_2（mL/分）+1.106× VCO_2（mL/分）]×1.44（kcal/日）

チョイスplus 呼吸商（RQ）を見てみよう

呼吸商を見ることで、生体で主に利用されているエネルギー基質、代謝状態を知ることができる。

呼吸商（RQ）	主に利用されているエネルギー基質
1	糖質
0.8	タンパク質
0.7	脂質

Coffee Break

重症患者さんで間接熱量計を行う意義

重症患者さんに対する投与エネルギー量については一般に、間接熱量測定あるいは推算式（Harris Benedictの式など）により推定されたエネルギー消費量を参考に決定することが推奨されています[1)]。

間接熱量測定を参考にした投与エネルギー量の設定は、推算式を使用した場合と比較し、短期死亡率が有意に低下するとの報告もあります[2)]。

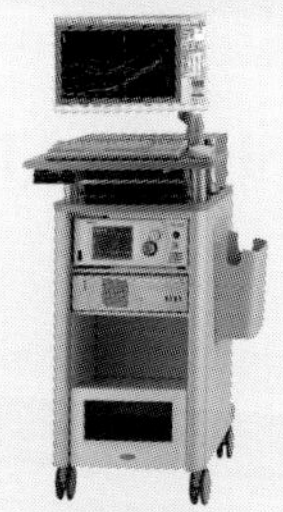

AE310SRC

画像提供：ミナト医科学株式会社

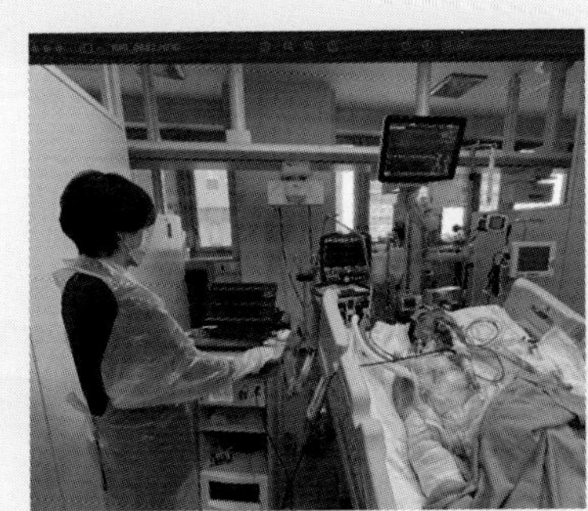

また気管挿管下、あるいは気管切開術後の患者さんにおいては、酸素・二酸化炭素の出納をより正確に評価することができるという利点があります。

〈参考文献〉

1) Guidelines for the Provision and Assessment of Nutrition Support Therapy in the Adult Critically Ⅲ Patient：Society of Critical Care medicine (SCCM) and American Society for Parenteral and Enteral Nutrition (A.S.P.E.N). *JPEN J Parenter Enteral Nutr* 2016；**40**：159-211.

2) Energy delivery guided by indirect calorimetry in critically ill patients；a systematic review and meta-analysis. *Crit Care* 2021；**25**：88.

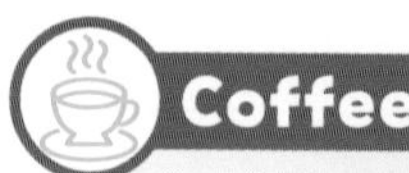

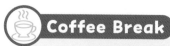

呼吸商についてもっと詳しく！

$$C_nH_n + O_2 \rightarrow CO_2 + H_2O + ATP$$

栄養素　酸素　二酸化炭素　水　エネルギー

$$呼吸商(RQ) = \frac{二酸化炭素生成量}{酸素消費量}$$

・主に糖質が利用されているとき

$$C_6H_{12}O_6 + 6O_2 \rightarrow 6CO_2 + 6H_2O + ATP$$

グルコース　酸素　二酸化炭素

$$呼吸商(RQ) = \frac{6CO_2}{6O_2} = 1.0$$

・主に脂質が利用されているとき

$$C_{16}H_{32}O_2 + 23O_2 \rightarrow 16CO_2 + 16H_2O + ATP$$

パルミチン酸　酸素　二酸化炭素

$$呼吸商(RQ) = \frac{16CO_2}{23O_2} \fallingdotseq 0.7$$

37 脂肪投与を忘れずに！高カロリー輸液では栄養不足!?

本症例のキーワード 必須脂肪酸・脂肪乳剤・投与速度

症例提示

背景

事　例：80歳代、男性。
現　症：身長154 cm、体重61 kg、BMI 25.7。
診断名：胃GIST[1]。
現病歴：胃粘膜下腫瘍に対して局所切除術を施行後、ドレーンより出血あり。出血性ショックにより心肺停止となりICU入室となった。
既往歴：アレルギー性血管炎、高血圧、慢性腎臓病（CKD）、喘息。
治療方針：出血性ショックに伴う心肺停止に対して心肺蘇生処理を実施、蘇生後人工呼吸器管理、腎代替療法を開始。

経過

Day 1：心停止蘇生後として体温管理療法（TTM[2]）による管理開始。
Day 3：腎機能の低下があり持続透析。
Day 5：画像下治療（IVR）にて再止血術。

What's the problem!?

胃の断端瘻より出血があり経腸栄養（EN）を開始できません。高カロリー輸液（ハイカリック®RF 500 mL＋アミパレン® 400 mL＋オー

用語Memo　[1]GIST：gastrointestinal stromal tumor消化管間質腫瘍　[2]TTM：Target Temperature Management（体温管理療法）。心停止・心拍再開後の二次的肺損傷を予防し神経学的予後を改善すると考えられている。

ツカMV®注 1A）により糖質・アミノ酸の投与は開始されていましたが、脂肪乳剤の投与がされておらず必須脂肪酸の不足が懸念されました。

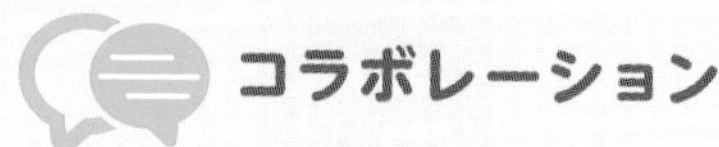

脂肪乳剤の必要性と投与速度

薬剤としてはプロポフォールに脂肪が含まれていますが、それも中止となっていますね。経静脈から脂肪乳剤を投与する方法としてはイントラリポス®があります。

必須脂肪酸は皮膚障害だけでなく易感染性予防の観点からも投与が必要です。しかし、脂質の投与は0.1 g/kg/時以下を守ることが大切で、この患者さんは体重61 kgですので20％ 脂肪乳剤では30 mL/時、10％脂肪乳剤では60 mL/時程度の投与を提案しましょう。

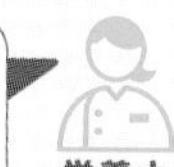

コラボ結果

Day 11：脂肪乳剤の投与開始（イントラリポス® 輸液 20％ 100 mL 1日1回）

その後、コレステロール低値については改善傾向となりました。

	Day11	Day31
コレステロール（mg/dL）	80	112

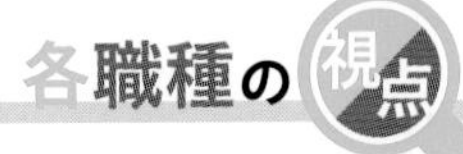

長期絶食患者さんに対して高カロリー輸液を開始することが多いですが、一般的に中心静脈より投与される高カロリー輸液には脂肪乳剤が含まれていないことが多いです。
糖質・アミノ酸だけでは必要エネルギーを充足させることが難しいこともあり、長期絶食患者さんでは脂肪乳剤を開始することも考慮されます。

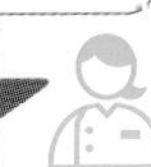

脂肪乳剤は、高トリグリセリド（TG）血症や劇症肝炎以外は投与速度に注意して投与することが大切です。糖質とアミノ酸だけで投与すると糖質が過剰になりがちで血糖コントロールにも影響あり、その点からも脂肪乳剤からのエネルギー投与は意義があります。

ほっとくとどうなる!?

必須脂肪酸欠乏による症状は、脂質を含まない栄養管理下で小児では2週間、大人では4週間で現れるといわれています。必須脂肪酸が不足すると高コレステロール血症、皮膚の弾力性低下、魚鱗癬様変化、易感染性などが生じます。

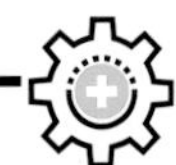

エキスパートコメディカル

脂肪乳剤の投与速度の考え方

脂肪乳剤が有効に利用されるには、リポタンパクリパーゼによって脂肪酸に加水分解される必要があります。Iriyamaら[1)]の報告では、トリグリセリド（TG）クランプ法を用いて0.3g/kg/時で投与した群では血中TG値が上昇しますが、0.1g/kg/時以下では上昇がみられなかったことから、0.1g/kg/時以下の速度で投与することを推奨しています。
したがって、脂肪乳剤の投与時には血中TG値をモニタリングし十分利用されていること（血中TG値が300mg/dL未満）を確認しながら投与することが重要です[2)]。

根拠：**0.3g/kg/時ではTG値が上昇**
0.1g/kg/時以下では上昇がみられなかった

20% イントラリポス®100mL (200kcal)
脂質20g/100mL含有 ➡1g=5mL ➡50kgの場合　5g/時=25mL/時
➡20%は（体重×1/2）/時で投与（と覚える）

10% イントラリポス®200mL (200kcal)
脂質20g/200mL含有 ➡1g=10mL ➡50kgの場合　5g/時=50mL/時
➡10%は体重/時で投与（と覚える）

〈参考文献〉
1) Capacity of high-density lipoprotein for donating apolipoproteins to fat particles in hypertriglyceridemia induced by fat infusion. *Nutrition* 1991;**7**: 355-357.
2) 静脈経腸栄養ガイドライン―静脈・経腸栄養を適正に実施するためのガイドライン 第３版．照林社，2013；p.41.

38 脂肪乳剤と脂質代謝異常

本症例のキーワード 脂肪乳剤・脂質代謝異常・投与速度

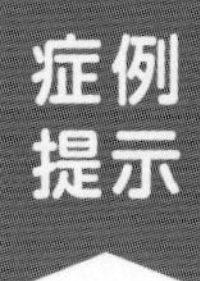

背景

事　例：40歳代、男性。
現　症：身長164 cm、体重61.5 kg、BMI 22.8。
診断名：回盲部穿孔による膿瘍形成の疑い。
現病歴：クローン病でかかりつけであり、ここ1カ月で腹部症状の増悪があり発熱のため受診。
既往歴：胃・十二指腸潰瘍、クローン病、小腸部分切除、虫垂炎
治療方針：絶食管理、輸液、抗菌薬治療。

経過

Day 1：絶食管理を開始。
Day 8：PICC[1]挿入しTPN（エルネオパ®1号 1日2回）開始。
Day 10：イントラリポス®輸液20％100 mL 1日1回開始。

What's the problem!?

トリグリセリド（TG）が上昇傾向となりました。

Day 11：384 mg/dL
Day 18：781 mg/dL

用語Memo　[1] PICC peripherally inserted central venous catheter：肘の静脈を穿刺して長いカテーテルを挿入し腋窩静脈、鎖骨下静脈を経由して上大静脈に先端を位置させたもの。

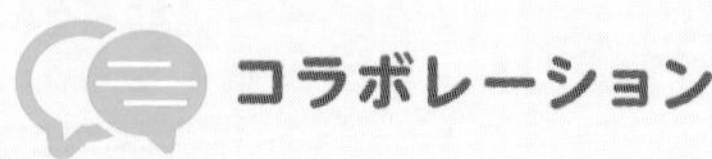

脂肪乳剤投与後のTGモニタリングと薬剤再開

イントラリポス®開始後TGが上昇しています。過去にベザフィブラート®の内服歴あり、開始を提案しようと思います。イントラリポス®については減量が可能でしょうか?

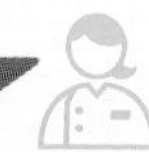

もともとベザフィブラート®内服でも高TG血症があり、イントラリポス®投与は慎重にすべきですね（イントラリポス®添付文章にも高脂血症は禁忌）。イントラリポス®投与速度はどうですか? 20％脂肪乳剤であれば30 mL/時以下の速度が望ましいです。

コラボ結果

<検査値推移>

	Day11	Day18	Day21
TG（mg/dL）	384	781	307

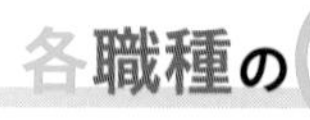

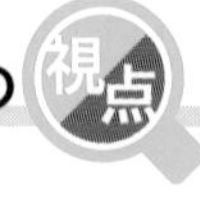

フィブラート系薬は一般的にコレステロールよりもTGを下げる効果が高いです。絶食下であっても、脂肪乳剤の投与を開始した場合は高TG血症となる可能性もあります。もともと使用していた代謝関連の薬剤（血糖、高脂質血症など）については栄養開始時に評価し、再開することも検討しましょう。

脂肪乳剤は必須脂肪酸不足の予防に必要ですが、既往に高TG血症がある場合は血清TG値を確認後に投与を検討しましょう。

ほっとくとどうなる!?

脂質異常症により動脈硬化が進行する危険があります。

Coffee Break

脂肪製剤投与時はリン値にも注意

PC（ホスファチジルコリン）60～75 %，PE（ホスファチジンエタノールアミン）10～25 %，LPC（リゾホスファチジルコリン）26 %以下，$C_{42}H_{81}NO_{8}P$（平均）、卵黄レシチン分子量（758）、リン（31）として

プロポフォール® 100 mL

1 % 20 mL中、精製卵黄レシチン 240 mg含有。
リンとして 20 mL中 9.8 mg（317 μmol）、100 mL中 49 mg（1.58 mmol）含有。

ディプリバン®注キット 50 mL

精製卵黄レシチン600mgなのでリンとして24.53mg含有。

イントラリポス® 20% 100 mL

精製卵黄レシチン 1.2 gなのでリンとして 49 mg含有
※参考（リン酸ナトリウム補正液 0.5mmoL/mL がリンとして 310mg/20mL）

〈参考文献〉

精製卵黄レシチン．旭化成ファインケム株式会社（https://www.asahikasei-fc.jp/product/list/lecithin.html）

39 小児の経腸栄養

本症例のキーワード ▶ 小児・下痢・食物繊維

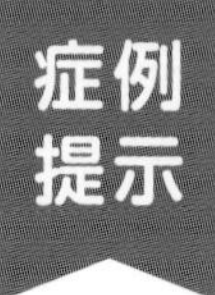

背景

事　例：1歳、男児 。
現　症：身長 88 cm (- 0.3 SD)、体重 12 kg (+ 0.2 SD)。
診断名：喘息性気管支炎。
現病歴：前日より発熱、咳嗽、喘鳴が出現。陥没呼吸もあり当院へ紹介搬送となった。
既往歴：第四脳室退形成性上衣腫、閉塞性水頭症、胃瘻造設後。
栄養状態：胃瘻よりエネーボ™2缶/日(600kcal)を投与できていた。しかし、呼吸状態悪化後はやや注入量も減っていた。
治療方針：ハイフローセラピー、抗菌薬治療を開始。

経過

左反回神経麻痺あり気道狭窄はなく経腸栄養 (EN) 開始となる。

栄養戦略

1日あたりの投与エネルギーは、1歳の基礎代謝量 (61 kcal/kg) から算出し 61 × 12 = 732 kcalで 750 kcalをまずは目標とする。

What's the problem!?

ミルクでは 67 kcal/ 100 mLとなり 1,121 mLの水分付加となるため、輸液を含んだ水分管理が難しく経腸栄養剤投与の方針としました。

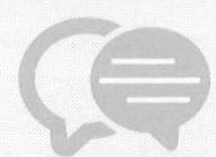

コラボレーション

小児へ経腸栄養 ～下痢もあるけど経腸栄養どうする!?

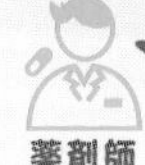

1歳児ですので、いまはミルクのみの栄養ですよね。ミルクの栄養って評価が難しくて……。ミルクのみで必要カロリーに関して問題はないですか？

ミルクは 67 kcal/ 100 mLなので目標エネルギー量を投与しようとするとどうしても水分が多くなってしまい、また患児は輸液もあるため水分コントロールが難しいです。したがって経腸栄養剤としましょう。

下痢もありますよね。在宅での栄養管理を想定した場合、栄養剤の選択はどうしますか？　院内ではエンシュア®・H、エネーボ™、イノラス®がありますが、エンシュア®・Hは脂質が多いですから下痢では使いにくいですか？

たしかに脂質が多いと下痢を起こしやすくなります。エネーボ™とイノラス®は食物繊維を含んでいるので、この患者さんには良い適応と思います。イノラスとエネーボは水分量が異なります（イノラス 1．6 kcal/ 100 mL、エネーボ 1．2 kcal/ 100 mL）。在宅経腸栄養は長期にわたることが多いので、微量元素が不足しないよう全電解質が充足でき、さらに必要水分量からエネーボ™を選択しようと思います。

コラボ結果

エネーボ™ 500 mL（600 kcal、水分量 400 mL）を選択。

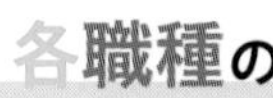

ENは各製剤特徴があり病態に応じた選択が必要です（チョイスplus参照）。食事と併用することも多く必要なカロリーや栄養素の確認が必要となります。

小児の場合、在宅でもEN継続となる場合が多く費用の負担も考慮して医薬品を選択することが多いです。そのなかでも、ENでの不耐症状（下痢・便秘・長期使用による電解質不足など）を考慮した栄養剤の選択が必要です。

ほっとくとどうなる!?

本症例の場合、ミルクのみでは水分コントロールが難しく、呼吸管理が困難となる可能性があります。

チョイスplus　経腸栄養の違い

医薬品と食品→医薬品は医師の処方が必要で保険適用、食品は外来では自己負担です。

成分栄養剤（エレンタール®）

アミノ酸と糖質（デキストリン）で脂質はほとんど含まれていません。食物繊維もない栄養素の消化吸収に問題がある場合には良い適応といえます。しかし、長期使用での必須脂肪酸不足には注意が必要です。

消化態栄養（ツインライン®NF、ペプタメン®、ハイネイーゲル®など）

・窒素源はアミノ酸、ジペプチド、トリペプチドです。
・成分栄養剤に比べて浸透圧が低く下痢を起こしにくいです。

半消化態栄養（エンシュア®、ラコール®、エネーボ™、イノラス®など）
・窒素源はタンパク質です。
・浸透圧が低く食物繊維も含まれているものもあります。
・高濃度タイプ、半固形タイプなどもあります。

チョイスplus 必須脂肪酸不足になると…

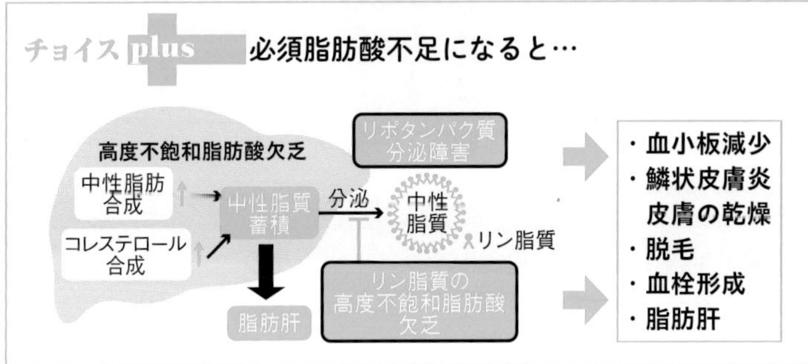

Coffee Break

小児のNPC/N比

小児の栄養特性に配慮したエネルギー／タンパク質バランス（NPC/N）は200とされます。

エネルギー／タンパク質バランス

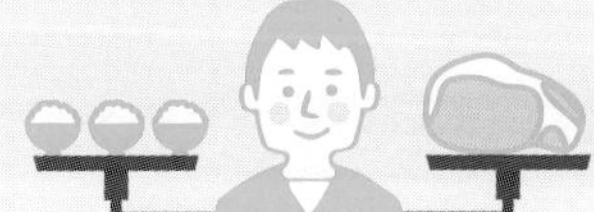
エネルギー／タンパク質バランス

小児 200～250kcal/N
タンパク質1gあたり32～40kcal必要

成人 150～200kcal/N
タンパク質1gあたり24～32kcal必要

小児はタンパク質に比して糖質・脂質のエネルギーが多く必要です。大人と同等のNPC/N比で投与してもタンパク合成率は悪く、過剰な窒素付加になります。

40 胃管への逆流が激しい乳児

本症例のキーワード 胃管逆流・ビタミン B_1・乳児

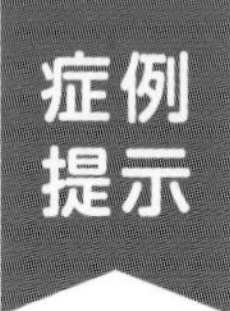

背景

事　例：生後1カ月、男児。
現　症：身長 51 cm(－1.1 SD)、体重 3.61 kg (－1.2 SD)。
診断名：ウイルス性急性肺炎。
現病歴：哺乳不良、活気不良あり。哺乳不良が持続するため受診。その後無呼吸となり人工呼吸管理のため入室。
既往歴：特記事項なし。
治療方針：ウイルス性肺炎のため挿管管理。

栄養戦略

生後1カ月のためミルクにて栄養管理を行う。

What's the problem!?

ほぼ全量分のミルクが胃管から戻ってきていたためミルク投与がスキップされていました。低血糖予防として、ソリューゲン®G注が持続投与されていました。

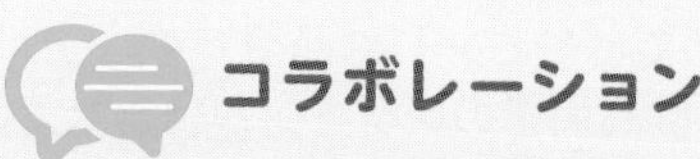

コラボレーション

糖質とビタミンB_1はセットで考えて！

ミルクがまったく吸収されていないですね。ミルクだったらビタミンや微量元素をとれますが、いまはソリューゲン®G注による糖質と電解質だけになっていますね。

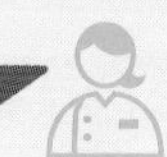

栄養士

薬剤師

糖分の代謝に使われるビタミンB_1の補充は必要かもしれませんね。

生後1カ月だったらどのくらいのビタミンB_1が必要ですかね。

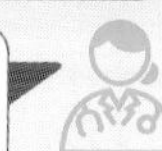

医師

厚生労働省のデータでは、生後1カ月でしたら摂取基準量は0.1 mgとされています。ビタミンBは水溶性ビタミンなので余剰分は尿中排泄されます。

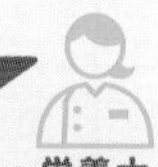

栄養士

薬剤師

ビタメジン®注射用は1瓶あたり100 mgのビタミンB_1が含まれています。かなりの量ですね。

コラボ結果

ビタメジン®が1/10追加の方針となりました。

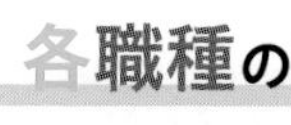
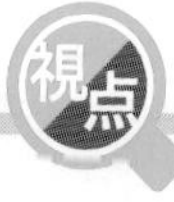

各職種の視点

薬剤師

ソリューゲン®G注は5％ブドウ糖加酢酸リンゲル液であり、糖質の投与となります。小児では栄養としての糖質投与量となる場合もあり、絶食下ではビタミンB_1の投与があるか確認しましょう。

糖質投与に対してビタミンB_1は必須です。しかし、ビタミンB製剤には高用量のビタミンが含まれているため、乳幼児には減量して投与することも大切です。

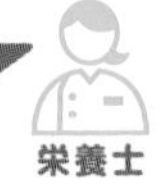

ほっとくとどうなる!?

ビタミンB_1不足によって乳酸値が上昇します。

Coffee Break

ビタミンB_1の食事摂取基準(mg/日)※

性別	男性				女性			
年齢	推定平均必要量	推奨量	目安量	耐容上限量	推定平均必要量	推奨量	目安量	耐容上限量
0～5(月)	—	—	0.1	—	—	—	0.1	—
6～11(月)	—	—	0.3	—	—	—	0.3	—
1～2(歳)	0.5	0.5	—	—	0.4	0.5	—	—
3～5(歳)	0.6	0.7	—	—	0.6	0.7	—	—
6～7(歳)	0.7	0.8	—	—	0.7	0.8	—	—
8～9(歳)	0.8	1.0	—	—	0.8	1.0	—	—
10～11(歳)	1.0	1.2	—	—	0.9	1.1	—	—
12～14(歳)	1.1	1.4	—	—	1.0	1.2	—	—
15～17(歳)	1.2	1.5	—	—	1.0	1.2	—	—
18～29(歳)	1.2	1.4	—	—	0.9	1.1	—	—
30～49(歳)	1.2	1.4	—	—	0.9	1.1	—	—
50～69(歳)	1.1	1.3	—	—	0.9	1.1	—	—
70以上(歳)	1.0	1.2	—	—	0.8	0.9	—	—
妊婦(付加量) 初期					+0.0	+0.0	—	—
中期					+0.1	+0.1	—	—
末期					+0.2	+0.2	—	—
授乳婦(付加量)					+0.2	+0.2	—	—

※身体活動レベルⅡの推定エネルギー必要量を用いて算定した。

〈参考文献〉

https://www.mhlw.go.jp/shingi/2009/05/dl/s0529-4z.pdf
https://www.mhlw.go.jp/file/05-Shingikai-10901000-Kenkoukyoku-Soumuka/0000067134.pdf

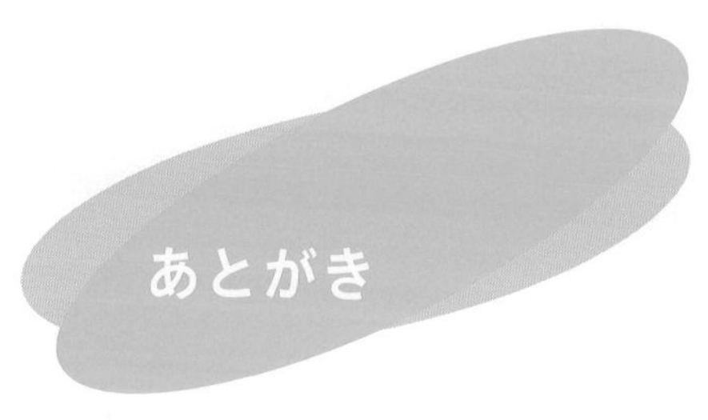

あとがき

管理栄養士・薬剤師のコラボで医療をより洗練されたものに！

「医食同源」という言葉があります。「病気を治すのも食事をするのも、生命を養い健康を保つためで、その本質は同じ」という意味合いです。医療者の立場からは「栄養も薬も治療には必要で、お互いをうまく使うことが必要」と解釈できます。

私は薬の専門家としてアプローチしていますが、そのような中、管理栄養士さんとのコラボレーションは薬剤師には思いつかないアイデアがあり、刺激的でした。同じ目標でも視点やアプローチの仕方が様々あり、いろいろな専門家が集まることで、より最適な医療が提供できる、まさにチーム医療です。

医療は症状に対して薬などを加える「足し算の医療」になりがちです。そのような中、「医食同源」の考え方で、栄養・薬を上手に用い、「引き算の医療」にしていければ、治療はより洗練され、余計な有害事象は少なくなると思います。それが管理栄養士・薬剤師のコラボレーションで可能になると強く思いました。

本書が多くの臨床家のお役に立ち、管理栄養士・薬剤師のコラボレーションが全国でますます進んでいくことを願っています。

2024年初春

広島大学病院 薬剤部
吉川　博

治療効果を高めよう！
集中治療における
管理栄養士（栄養）×薬剤師（薬剤）のコラボ40症例

発　行	2024年6月10日　第1版第1刷 ©
監　修	三好博実
編　著	長尾晶子・吉川　博
発行者	青山　智
発行所	株式会社三輪書店
	〒113-0033東京都文京区本郷6-17-9　本郷綱ビル
	TEL：03-3816-7796　FAX：03-3816-7756
	http://www.miwapubl.com
本文デザイン・装丁	新家崇文（有限会社エム・サンロード）
印刷所	シナノ印刷株式会社

ISBN978-4-89590-819-1 C3047